実臨床に活かす

抗リウマチ薬ガイドブック

だから，これを選ぶ，こう使う

編 集 **佐野 統**
副編集 **東 直人**

フジメディカル出版

Disease-modifying antirheumatic drugs

序文

　現在関節リウマチ治療においてアンカードラッグに位置付けられているメトトレキサートが本邦で関節リウマチの治療薬として承認されたのは1999年であり，今年で20周年を迎える。この20年で，関節リウマチ治療は目覚ましい進歩を遂げた。メトトレキサートがアンカードラッグに位置付けられたこと，生物学的製剤，さらにはJanus kinase（JAK）阻害薬の登場，そしてそれらの抗リウマチ薬が活用されるようになった背景には，血液検査や画像検査など診断技術の進歩により，早期診断と病態に即した緻密な治療効果判定を行うことができるようになったことが大きく関わっている。「関節リウマチ治療におけるパラダイムシフト」という表現がなされるようになって久しいが，本邦においてメトトレキサート承認をその幕開けとするならば，本年は本邦の新しい関節リウマチ治療が成人を迎えたアニバーサリーイヤーと言えるのかも知れない。

　しかし，現在我々が日々行っている関節リウマチ治療は，メトトレキサート，生物学的製剤，JAK阻害薬のみで成り立っているわけではない。サラゾスルファピリジン，ブシラミン，金製剤などのベテランに，若手のイグラチモドを加えた免疫調整薬，タクロリムス，レフルノミド，ミゾリビンといったメトトレキサート以外の免疫抑制薬，さらには骨関節破壊の進行抑制を目的とする抗RANKL抗体製剤デノスマブも重要な役割を果たしている。これら新旧の治療薬すべてを合わせて「チーム抗リウマチ薬」であり，我々リウマチ医は指揮官として個々の抗リウマチ薬の適材適所を勘案した采配（処方）を振るいたいものである。とは言うものの，治療薬の副作用や患者の病状によって，「どうしたらよいだろうか」と困ってしまうことは少なくない。

　本書の副題は「だから，これを選ぶ，こう使う」である。抗リウマチ薬それぞれの特徴と適正使用に加え，特定の状況での治療薬の選択と使い方，治療薬の副作用とその対策，さらに患者指導といったより実臨床に即した内容について，日々第一線で抗リウマチ薬を活用し関節リウマチ治療にあたっている経験豊富なエキスパートに，「だから」を意識して解説して頂いた。また，極めて詳細な抗リウマチ薬および相互作用の一覧を作成して頂いた。

　成人を迎えた本邦の関節リウマチ治療が成熟するために，本書が実臨床において一つでも多くの「なるほど」を生み出すことを期待する。

2019年4月

佐野　統

執筆者一覧

編集

佐野　統　　京都岡本記念病院院長／兵庫医科大学名誉教授

副編集

東　直人　　兵庫医科大学内科学 リウマチ・膠原病科准教授

執筆者（執筆順）

佐野　統　　京都岡本記念病院院長／兵庫医科大学名誉教授

田中良哉　　産業医科大学医学部 第1内科学講座教授

日髙利彦　　社会医療法人善仁会市民の森病院副院長，膠原病・リウマチセンター所長

亀田秀人　　東邦大学医学部内科学講座 膠原病学分野教授

川人　豊　　京都府立医科大学大学院医学研究科 免疫内科学病院教授

藤井隆夫　　和歌山県立医科大学付属病院 リウマチ・膠原病科教授

森信暁雄　　神戸大学医学部附属病院 膠原病リウマチ内科准教授

狩野皓平　　北海道大学大学院医学院・医学研究院 免疫・代謝内科学教室

藤枝雄一郎　北海道大学大学院医学院・医学研究院 免疫・代謝内科学教室助教

渥美達也　　北海道大学大学院医学院・医学研究院 免疫・代謝内科学教室教授

秋岡親司　　京都府立医科大学大学院医学研究科 小児科学講師

南雲治夫　　岡谷市民病院 小児科

川上美里　　国立成育医療研究センター 妊娠と薬情報センター

村島温子　　国立成育医療研究センター 妊娠と薬情報センターセンター長

田村直人　　順天堂大学医学部 膠原病内科学講座教授

原田遼三　　倉敷スイートホスピタル

西田圭一郎　岡山大学大学院医歯薬学総合研究科 生体機能再生・再建学講座 整形外科学准教授

當間重人　　独立行政法人国立病院機構東京病院院長，リウマチ科

伊藤　聡　　新潟県立リウマチセンター副院長

柱本　照　　神戸大学大学院保健学研究科 病態解析学領域臨床免疫学教授

松井　聖　　兵庫医科大学内科学 リウマチ・膠原病科教授

坪井洋人　　筑波大学医学医療系内科（膠原病・リウマチ・アレルギー）講師

萩原晋也　　筑波大学医学医療系内科（膠原病・リウマチ・アレルギー）

住田孝之　　筑波大学医学医療系内科（膠原病・リウマチ・アレルギー）教授

山根隆志　　加古川中央市民病院 リウマチ・膠原病内科主任科部長

平田信太郎　広島大学病院 リウマチ・膠原病科講師

杉山英二　　広島大学病院 リウマチ・膠原病科教授

湯川尚一郎　医療法人社団湯川会 湯川医院院長

金子祐子　　慶應義塾大学 リウマチ・膠原病内科講師

東　直人　　兵庫医科大学内科学 リウマチ・膠原病科准教授

房間美恵　　NTT 西日本大阪病院看護部看護師長

黒江ゆり子　岐阜県立看護大学学長

中原英子　　NTT 西日本大阪病院 アレルギー・リウマチ・膠原病内科医長

川合眞一　　東邦大学医学部 炎症・疼痛制御学講座教授／東邦大学名誉教授

目 次

本書をご覧いただくにあたって

<謹告>

・本書に記載されている内容は，最新のエビデンスや文献情報に基づき，著者・編者・出版社がそれぞれ慎重な検討・推敲・校正を行い作成されたものです。しかし，治療法や薬剤の適応・用法用量・有害事象情報などは，本書発刊後に変更・追加更新されることもあり，本書の著述内容は読者の個別の医療場面において最善のものであることを保証するものではありません。

・また，本書に記載の医薬品や医療機器等の使用に際しては，必ず最新の添付文書や取扱説明書を確認してください。特に巻末の抗リウマチ薬一覧表は，見やすさと情報量という相反する要素を両立すべく簡略的表現も用いていますので，実際の処方に際しては必ず最新の添付文書に照らしていただくことを要望します。

<用語の表記統一の考え方>

・本書では原則として「関節リウマチ診療ガイドライン2014」および「関節リウマチ治療におけるメトトレキサート（MTX）診療ガイドライン2016年改訂版」の用語表記に準拠しています。

・一方，用語の表記統一は必須ではなく，各執筆者の考え方を尊重した柔軟な用語表記となっています。従って，一部の用語については項目によって表記が異なる場合があります。

フジメディカル出版

実臨床に活かす

抗リウマチ薬
ガイドブック

だから,
これを選ぶ, こう使う

1 抗リウマチ薬の歴史と進歩

佐野　統

はじめに

　関節リウマチ（rheumatoid arthritis: RA）は複数の遺伝的要因に環境因子が加わり自己免疫応答が惹起され，これらの結果，慢性炎症が全身の複数の関節に起こり，進行性・破壊性関節炎に至る疾患である。さらに，呼吸器病変，血管炎などの関節外症状を伴うことがあり，全身性の疾患と考えられる。

　RAの治療はこの10数年で大きな進歩を遂げている。2010年にRAの分類基準が変わり，より早期に診断することが可能になった。手足のレントゲン検査で骨破壊が起こる前から，すなわち関節炎が起こってから6週間待たずに診断が可能になった。疾患の活動性を数値で評価することが可能になり，治療目標が設定された。その結果，臨床的寛解という治療目標ができた。治療後6カ月以内にこの臨床的寛解に達しないと，治療を変更する。合併症や薬剤アレルギーのある患者は，この目標より一段低い治療目標である低疾患活動性を目指す。すべての治療は患者とリウマチ医の合意のもとに行われる。臨床的寛解が達成されれば，さらに関節破壊の進行がない構造的寛解，身体機能がほぼ正常である機能的寛解が目標になる。このような寛解達成が現実的になったのは，疾患修飾性抗リウマチ薬（disease-modifying anti-rheumatic drugs: DMARDs）の進歩が大きく貢献している。なかでもメトトレキサート（MTX）と生物学的製剤が大きな役割を果たしている[1]。最近では，生物学的製剤に匹敵する効果を持つJAK阻害薬まで登場した。

　本項では，RAの歴史と抗リウマチ薬の進歩について概説する。

RAの起源，歴史

　RAがいつ頃から出現したかについては，いまだに多くの説があり，明確な結論はない。一つは，古代には存在せず，近代になって環境・遺伝因子などの相互作用で出現したというものである。また，RAは古代から存在したが他の疾患と区別されなかったという考え方もある。さらに，北米の原住民に存在していたRAが，人や物の交流で欧州へと広がったという第3の説もある[2]。

　RAに関する報告は16世紀になって増えてきた。Baillou（1558-1616）は，RAが筋骨格系疾患であることを初めて記載した。17世紀の画家Rubens（1577-1640）は，絵

の中にリウマチ性の変形と思われる手を描いている。臨床的にRAと考えられる症例の報告をしたのはフランスのLandre-Bauvais（1772-1840）である。しかし，彼はこの疾患を痛風の類縁疾患とみなしていた。19世紀後半の英国の医師，Alfred Garrodが痛風を他の疾患と区別し，痛風では尿酸が高いことを示した。そして，彼はRAと考えられる疾患をRheumatic Goutとして，痛風と異なる疾患であると報告した。

■ 抗リウマチ薬の歴史

　昔は疼痛改善の目的で，樹木の皮を煎じた抽出物などが用いられていた。1897年Hoffmannは柳の樹皮からの有効成分であるアスピリン（アセチルサリチル酸）の合成に成功し，バイエル社が開発・販売した。1970年にVaneらが，アスピリンの作用機序がシクロオキシゲナーゼ（COX）活性抑制によりアラキドン酸カスケードを介したプロスタグランジン（PGs）の産生抑制により，抗炎症作用をもたらすことを明らかにした。アスピリンの後，1949年にフェニルブタゾンが合成され，その後インドメタシン，メフェナム酸，ジクロフェナク，ナプロキセンなど続々と新しい非ステロイド抗炎症薬（NSAIDs）が開発され，RAの消炎鎮痛薬として用いられた。しかしながら，これらのNSAIDsには消化管障害，腎障害，高血圧，浮腫などの副作用がみられた。

　1991年COXのアイソザイムであるCOX-2が発見された。従来のCOX-1は恒常的に発現する構成型酵素であり，胃粘膜保護，胃血流の維持，血小板凝集などの生体保護に働くPGsを産生する。一方，COX-2は通常は発現せず，サイトカイン，発がんプロモーターなどの刺激で発現誘導され，炎症や発がんに関与するPGsを産生することがわかった。その結果，COX-2のみを選択的に阻害するNSAIDsは，消化管障害などの副作用が少なく，関節の疼痛や腫脹を緩和する理想的なNSAIDsと考えられた[3]。1999年，初のCOX-2阻害薬セレコキシブが米国で開発され，現在100カ国以上で使用され世界で最も頻用されている。わが国では2007年にRAと変形性関節症（osteoarthrits：OA）への適応が承認された。NSAIDsはRA自体の病態を修飾する作用はないとされている。

　キナの樹皮に含まれるキニーネが有効成分であることがわかり，クロロキンやヒドロキシクロロキンが合成されて，RAの治療に使われるようになった。さらに，1948年にMayo ClinicのHenchが，RAの特効薬としてステロイドを用い，劇的効果を報告した。副腎皮質からステロイドを分離・精製し，コルチゾンの合成に寄与した，Mayo ClinicのKendallとBasel大学のReichstein，Henchの3人は1950年度のノーベル医学生理学賞を受賞した。しかしながら，ステロイドには消化管出血や感染症などの重篤な副作用があること，疾患を完治させる薬剤でないことが明らかになった。

　RAの病態を変化させる薬物はDMARDsといわれる。1932年Forstierが，RA治療に結核の治療薬として開発された注射金製剤を導入し，1950年以降，RA治療において一世を風靡した。しかしながら，寛解導入率，維持率の点で十分ではなく，新しい薬剤が待たれていた。1970年以降に，潰瘍性大腸炎の特効薬として用いられたサラゾスルファピリジン，ウィルソン病の治療薬であるD-ペニシラミン，わが国で開発され

たD-ペニシラミンに類似する構造を持つ薬剤（ブシラミン）などが登場した。さらに、近年ではレフルノミド、タクロリムス、ミゾリビン、イグラチモドなどのDMARDsも開発され、RA治療に使われるようになった。

1. MTX

メトトレキサート（MTX）の普及と多くの生物学的製剤の登場により、RAの疾患制御が可能となったことが近年の大きな進歩である。1980年にWillkensらによって、MTXの低用量経口パルス療法が報告された。MTXの効果は1980年代半ばには確立され、他の抗リウマチ薬に比較すると、治療効果の発現が早く、エスケープ現象が少なく、他剤に比べ骨破壊の抑制効果が明らかであった。その結果、アンカードラッグと呼ばれるRA治療の中心を占める薬剤となった。

MTXが米国でRA治療薬として承認されたのが1988年、わが国で承認されたのは約10年遅れの1999年であった。MTX登場以前のRA治療戦略はピラミッド療法と呼ばれていた[4]。すなわち、NSAIDsからスタートし、効果がなければ初めてDMARDsを使用するという、緩徐でマイルドな治療法が推奨されていた。しかし、この方法では関節破壊を防止できないことがわかり、現在では早期から寛解を目指してMTXを第一選択薬として使用し、それでも効果不十分な場合には生物学的製剤を併用する積極的治療を行うスタイルに変わってきた。

2. 生物学的製剤

このように、以前に比べ選択しうる抗リウマチ薬の種類は増えたものの、MTXですら臨床的寛解を誘導し骨破壊を抑制することを目的とする治療においては、まだ十分な結果は得られていなかった。

しかし、そこに革命的ともいえる新たな治療薬、生物学的製剤が開発された。RAの病態には様々な免疫細胞とそれらが産生するTNF-α、IL-1、IL-6などの炎症性サイトカインが関与することが明らかにされ、その働きを抑制する生物学的製剤による治療の劇的効果が示された。欧米では1998年よりTNF-αを標的とするキメラ抗体、インフリキシマブ（商品名レミケード）が開発され、ほぼ同時に完全ヒト型可溶性TNF-αのデコイ受容体であるエタネルセプト（商品名エンブレル）も実用化された。

わが国では、インフリキシマブは2003年7月にRAに対して承認された。強力な抗炎症作用や骨破壊抑制作用を持ち、RA診療にパラダイムシフトをもたらした。最も有名なATTRACT試験では罹病期間7.2〜9年のMTX抵抗性のRA 428人の患者を対象に、54週時のACR20評価の著明な臨床症状の改善や関節破壊指標であるシャープスコア変法（mTSS）で評価した高い関節破壊抑制効果が報告された[5]。

エタネルセプト（ETN）は、2005年に既存治療で効果不十分なRAに対する薬事承認がなされた。ETN + MTX投与で低疾患活動性以下達成後の寛解維持率は、ETNを中止した場合はETN標準継続と比較すると劣るが、ETNを減量し継続した場合にはETN標準量と同等であるとの報告がある。ETNは中止・減量の検討では、減量継続が望ましい薬剤である（PRESERVE試験）[6]。

同じ抗体でも完全ヒト型抗ヒトTNFα IgG1モノクローナル抗体のアダリムマブ（商品名ヒュミラ）は2002年米国で、2008年わが国で3つ目のTNF阻害薬として承認された。現在、世界の医薬品ランキングで全薬剤中第1位の売上高を誇る[7]。4番目の

TNF阻害薬として，完全ヒト型抗TNFαIgGκ型モノクローナル抗体であるゴリムマブ（商品名シンポニー）が2011年に臨床導入された[8]。5番目のTNF阻害薬として，ユニークな構造を持つヒト化抗ヒトTNFαモノクローナル抗体のFab'断片にポリエチレングリコールを結合させたセルトリズマブ（商品名シムジア）が2012年にわが国で承認された。Fc領域がないので，胎盤通過性が低いと考えられ，欧州では妊娠・授乳中の患者では最初に考慮すべきTNF阻害薬である[9]。

トシリズマブ（商品名アクテムラ）とサリルマブ（商品名ケブザラ）は，炎症や免疫の活性化に重要なIL-6の信号伝達を抑制する抗IL-6受容体抗体である。MTXとの併用の影響が少なく，単独投与でも高い有効性があるので，MTXを使用できない患者に推奨されている[10]。

アバタセプト（商品名オレンシア）は，抗原提示細胞からT細胞が抗原刺激を受ける際にその副刺激をブロックすることで免疫応答を抑制する，というコンセプトで開発された生物学的製剤である。アバタセプトは抗原提示細胞の副刺激分子であるCD80/86分子と結合するCTLA-4の細胞外部分に，IgGのFc部分を結合させた融合蛋白（CTLA-4Ig）である。RAに対する有効性や安全性は，アダリムマブと同等であり，生物学的製剤の第一選択薬の一つと位置付けられている。また，高齢者では，CCP抗体が陽性で活動性が低い方が臨床的寛解になりやすいことが知られている[11]。

3. バイオシミラー

バイオシミラー（BS）とは，バイオ後続品であり，先行バイオ医薬品の特許満了後に，それらと同等の安全性，有効性を有する低薬価の医薬品として開発されたものである。日本人を対象とした臨床試験でも，臨床的有効性と安全性の同等性は確認されている。

バイオ製剤は高分子化合物であり，先行バイオ医薬品と同一の分子構造を有する後続品を開発することは不可能であり，構造が完全に同一である低分子後発医薬品とは根本的に異なる。BSの安全性，免疫原性プロファイルは市販後調査などにより十分に評価する必要がある[12]。

4. JAK阻害薬

RAでは，炎症が起きている関節の中で白血球などの免疫に関与する細胞が多数みられる。サイトカインがこれらの細胞の表面にあるサイトカイン受容体に結合すると細胞に刺激が入り，その刺激は細胞内のシグナル伝達経路によって細胞の中の核にまで伝わる。その結果，細胞は活性化して増殖，自らもIL-6やTNF-αなどの炎症を起こすサイトカインなどの物質を作るようになる。

現在，広く使われている生物学的製剤は，特定のサイトカインを細胞の外でブロックすることにより，細胞に刺激が入らないようにする。一方，JAK阻害薬はサイトカイン受容体からの刺激を伝えるJAK（ヤヌスキナーゼ）という細胞内の酵素を阻害し，刺激が核に伝わるのを遮断して炎症を抑える。

JAK阻害薬は，現在2種類が使用されている。トファシチニブ（商品名ゼルヤンツ）は，過去の治療においてMTXをはじめとした少なくとも1剤の抗リウマチ薬による適切な治療を行っても効果が不十分な場合に，1回5mgを1日2回内服する。トファシチニブは関節の症状を改善し，炎症反応を改善し，関節破壊を抑制することなどが報

告されている[13]。バリシチニブ（商品名オルミエント）は2017年にわが国で製造承認された経口抗リウマチ薬で，トファシチニブに続く2番目のJAK阻害薬である[14]。

JAKを阻害することでRAの炎症は関節破壊を抑制する。トファシチニブがJAKのうちJAK1，JAK2，JAK3を抑えるのに対して，バリシチニブはJAK1とJAK2を特に強く抑制するという違いがある。両薬剤とも感染症（結核，帯状疱疹，肺炎，敗血症），肝機能障害，白血球減少，貧血，消化管穿孔，血中コレステロールの上昇などの副作用がみられる。

おわりに

RAの歴史と，治療薬の歴史と現状と問題点について述べた。近年のRA治療の進展は目覚ましいが，それでもまだわかっていないことがたくさんある。最近開発されたり，開発中のDMARDsは，RAの病態解明に基づく重要な分子をよりピンポイントに標的にした治療薬である。今後はRAの病因を明らかにし，それに伴いこれまでとは異なる原因療法を開発することも期待されている。

■文献

1) Smolen JS et al: Treating rheumatoid arthritis to target: 2014 update of the recommendations of an international task force. Ann Rheum Dis 75: 3-15, 2016
2) 山本一彦：関節リウマチの概念. 日本臨牀 72(増刊号3): 9-13, 2014
3) 佐野 統：総論：NSAIDsの基礎知識 1. 歴史. NSAIDsの選び方・使い方ハンドブック, 佐野統編, 東京, 羊土社, 2010, pp12-22
4) Smyth CJ: Therapy of rheumatoid arthritis. A pyramidal plan. Prostgrad Med 51: 31-39, 1972
5) Maini R et al: Infliximab (chimeric anti-tumor necrosis factor alpha monoclonal antibody) versus placebo in rheumatoid arthritis patients receiving concomitant methotrexate: a randomized phase III trial. ATTRACT Study Group. Lancet 354: 1932-1939, 1999
6) Smolen JS et al: Maintenance, reduction, or withdrawal of etanercept after treatment with etanercept and methotrexate in patients with moderate rheumatoid arthritis (PRESERVE): a randomised controlled trial. Lancet 381: 918-929, 2013
7) 平田信太郎, 杉山英二：特集 既存の生物学的製剤を総括する アダリムマブ. 分子リウマチ治療 11(3): 9-15, 2018
8) 木本泰孝, 堀内孝彦：特集 既存の生物学的製剤を総括する ゴリムマブ. 分子リウマチ治療 11(3): 16-21, 2018
9) Clowse ME et al: Minimal to no transfer of certolizumab pegol into breast milk: results from CRADLE, a prospective, postmarketing, multicenter, pharmacokinetic study. Ann Rheum Dis 76: 1890-1896, 2017
10) Nishimoto N et al: Safety and efficacy profiles of tocilizumab monotherapy in Japanese patients with rheumatoid arthritis: meta-analysis of six initial trials and five long-term extensions. Mod Rheumatol 20: 222-232, 2010
11) Sekiguchi M et al: Differences in predictive factors for sustained clinical remission with abatacept between younger and elderly patients with biologic-naïve rheumatoid arthritis: results from the ABROAD study. J Rheumatol 43: 1974-1983, 2016
12) Dörner T, Kay J: Biosimilars in rheumatology: current perspectives and lessons learnt. Nat Rev Rheumatol 11: 713-724, 2015
13) Burmester GR et al: Tofacitinib (CP-690,550) in combination with methotrexate in patients with active rheumatoid arthritis with an inadequate response to tumour necrosis factor inhibitors: a randomised phase 3 trial. Lancet 381: 451-460, 2013
14) Dougados M et al: Baricitinib in patients with inadequate response or intolerance to conventional synthetic DMARDs: results from the RA-BUILD study. Ann Rheum Dis 76: 88-95, 2017

② 関節リウマチ治療における抗リウマチ薬の位置付け

田中 良哉

はじめに

　関節リウマチ（RA: rheumatoid arthritis）は，関節滑膜炎を病態の主座とする全身性自己免疫疾患（膠原病）である。30〜50歳台の女性に好発し，約70万人の患者数を数える。RAに伴う多関節の疼痛・腫脹やこわばり等の臨床症候，関節変形は日常生活動作（ADL）を著しく損なう。また，関節破壊は発症早期から進行し，変形すると不可逆的な身体機能障害を引き起こすため，速やかかつ適正な診断と治療が必要である。

　RAの治療には，免疫異常を抑制して疾患制御することを目的として免疫抑制薬が使用され，疾患修飾性抗リウマチ薬（DMARDs: disease-modifying anti-rheumatic drugs）と呼ばれる。抗リウマチ薬は，メトトレキサート（MTX: methotrexate）等の合成抗リウマチ薬（csDMARDs）と，生物学的製剤に二分される。これらの抗リウマチ薬の適切な使用により，すべての患者に寛解を目指すことが治療目標となった[1-3]。さらに，抗リウマチ薬により寛解を維持すれば，関節の構造的損傷が抑止でき，身体機能障害が進行しないことが示された。

　このような治療の変遷に伴い，日本，米国，欧州の各リウマチ学会では，診療ガイドライン，新規抗リウマチ薬の使用ガイドラインなどを公表し，適正使用の啓発に努めてきた。本項では，RAの治療における抗リウマチ薬の位置付けについて概説する。

■ 診 断

　RAの診断には，2010年に米国と欧州のリウマチ学会が公表したRA新分類基準が使用される（図1）[4]。本基準では，将来的に遷延化し破壊性となる関節炎をRAと定義し，他の関節炎から発症早期に分類し，関節破壊が生ずる前に抗リウマチ薬で治療を開始することを目的として策定された。

　第1段階では，1つ以上の関節炎を認める多彩な疾患を鑑別する。第2段階では，関節炎（小または中・大関節の腫脹），血清学的検査（リウマトイド因子：RF，抗シトルリン化ペプチド抗体：抗CCP抗体），罹病期間（6週以上），急性期反応（赤沈，CRP）の4項目に重み付けをして加算され，10点満点の6点以上をdefinite RAと分類する。また，1つ以上の関節炎が存在し，RAに典型的な骨びらんが確認された場合も，点数に関係なくdefinite RAと分類される。分類基準を基に総合的にRAと診断すれば，

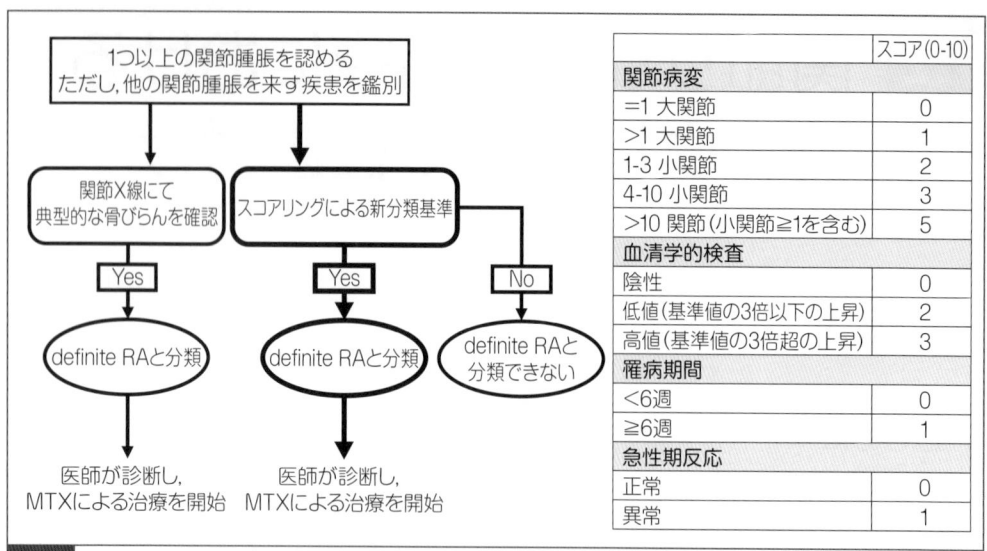

	スコア(0-10)
関節病変	
=1 大関節	0
>1 大関節	1
1-3 小関節	2
4-10 小関節	3
>10 関節(小関節≧1を含む)	5
血清学的検査	
陰性	0
低値(基準値の3倍以下の上昇)	2
高値(基準値の3倍超の上昇)	3
罹病期間	
<6週	0
≧6週	1
急性期反応	
正常	0
異常	1

図1 2010年米国リウマチ学会/欧州リウマチ学会のRA分類基準

第1段階で抽出した1つ以上の関節に腫脹を認め，他の関節腫脹を来す疾患を鑑別できる新規受診症例に対して，10点満点評価の第2段階に進む。この分類基準を基に，RAと分類（診断）すれば抗リウマチ薬による治療を開始する。

（文献4より）

関節破壊を生ずる前に抗リウマチ薬による治療を開始する。

疾患活動性の評価

疾患活動性の評価は，治療計画の作成に必須である。

特定の28関節の圧痛関節数と腫脹関節数，赤沈1時間値，全般的健康評価を専用の計算式を用いて表した疾患活動性スコアDAS28（disease activity score 28）は，疾患活動性の客観的評価として汎用される。DAS28は＞5.1で高度疾患活動性，3.2-5.1で中等度，＜3.2で低度，＜2.6で寛解と判定される。同様にSDAI（simplified disease activity index），CDAI（clinical DAI）も汎用される。身体機能は，日常生活に関する8群20項目の質問から構成されるHAQ-DI（health assessment questionnaire-disability index）などで評価される。

また，関節の構造的変化に関しては，総Sharpスコア変法が用いられる。複数の手，指，趾関節をX線撮影し，関節裂隙狭小化と骨びらんをスコア化し，関節破壊を定量化したもので，総Sharpスコアの年間変化量は，関節破壊進行，治療反応性などの評価に使用される。合計点は448点で年間変化量が0.5以下は構造的寛解とされる。

初期寛解導入療法の基本方針（第I相）

初期治療は十分な知識と治療の経験を持つ医師が行う[1-3]。寛解導入治療には免疫異

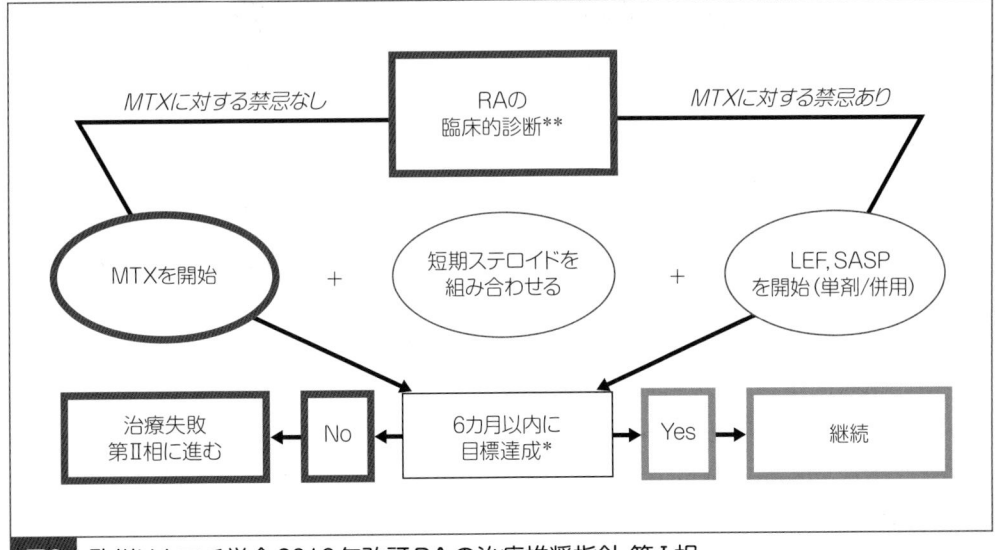

図2 欧州リウマチ学会2016年改訂RAの治療推奨指針 第Ⅰ相

*目標は寛解である。進行例は低疾患活動性で代用する。6カ月後に何らかの反応が認められなければならない。
**2010年米国リウマチ学会/欧州リウマチ学会のRA分類基準を用いる。

（文献2より）

常を抑制して疾患活動性を制御することを目的としたDMARDsを用いる。治療方針は前記の複合的活動性指標を用いた客観的な評価，関節X線所見などの画像を用いた構造的損傷の進行度，合併症や併発疾患，治療薬の禁忌や注意事項，治療コストなどを総合的に評価し，患者に説明して合意の上で決定する。

　標準的初期治療第Ⅰ相は，RAと診断し，禁忌がなければMTXを速やかに開始する（**図2**）[2]。MTXが使用できない場合，サラゾスルファピリジン（SASP）やレフルノミド（LEF）等のcsDMARDsで代用する。臨床症候が顕著な際には，ステロイドの短期間限定の併用も推奨される。疾患活動性が高く，関節破壊の進行が著しい症例には，MTXと一部の生物学的製剤で治療開始できる。MTXは6〜8mg/週で開始し，効果が出るまで速やかに増量する（16mg/週まで）。十分量のMTXにても3カ月以内に改善または6カ月以内に寛解に達成しなければ，第Ⅱ相へ移行する。寛解達成が困難な進行例では，低疾患活動性基準にて代用する。

　治療目標はすべての患者において寛解を達成することである（Treat to Target）。寛解とは，関節破壊や機能障害が生じないような臨床的状態である[5]。寛解基準は，DAS28（＜2.6），SDAI（≦3.3），CDAI（≦2.8）等を用いて客観的な数字で評価する。Boolean寛解も汎用される。寛解達成が困難な進行例では，低疾患活動性が代替目標となる。

　また，寛解基準が達成されるまで，DMARDsによる治療は少なくとも3〜6カ月毎に見直されるべきである。適切なDMARDsを用いた治療により臨床的寛解を維持すれば，構造的寛解や機能的寛解が可能となる。

　　csDMARDsで初期治療目標である寛解に達成しなかった場合，第Ⅱ相に移行し，予後不良因子があればTNF阻害薬，アバタセプト（ABT），トシリズマブ（TCZ）のいずれかの生物学的製剤，またはトファシチニブ，バリシチニブなどのJAK阻害薬の内服を追加する（**図3**）[2]。予後不良因子は，RFまたは抗CCP抗体陽性，高疾患活動性，早期からの関節破壊進行のいずれかを有すれば該当する。生物学的製剤はcsDMARDsとの併用が基本であるが，単剤で使用せざるを得ない際にはTCZやシグナル分子を標的としたJAK阻害薬が推奨される。

　　一方，予後不良因子がなければ，MTXを中心としたcsDMARDsの併用療法を選択する。

　　第Ⅱ相にて6カ月以内に治療目標を達成しなければ，第Ⅲ相に移行する。第Ⅲ相では，他の生物学的製剤やJAK阻害薬への変更が推奨され，6カ月毎に治療効果を判定し，目標に達成するまで薬剤のスイッチを反復する。

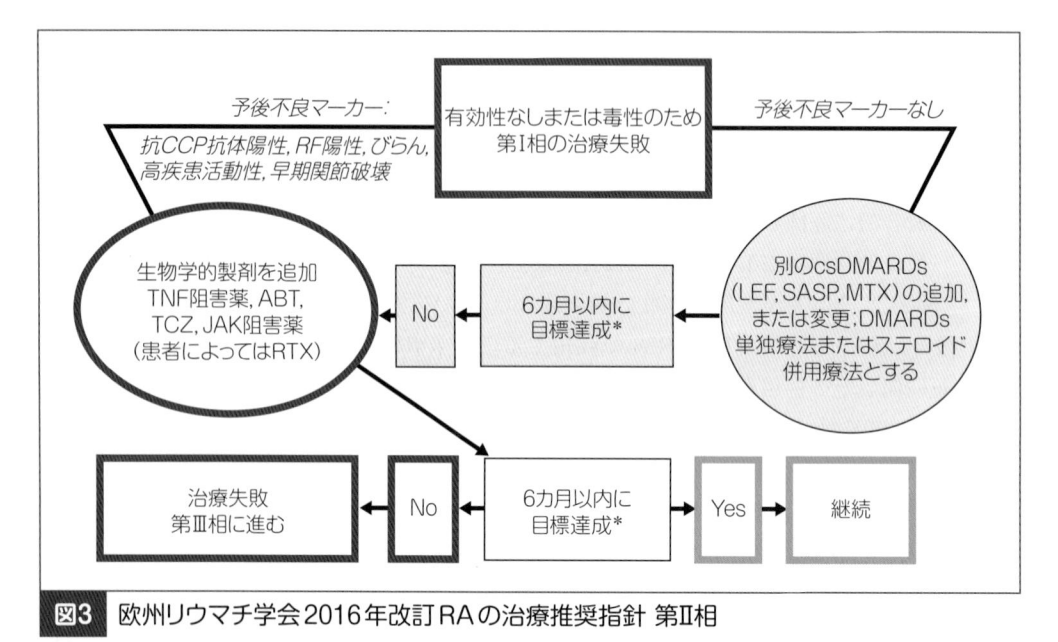

図3　欧州リウマチ学会2016年改訂 RA の治療推奨指針 第Ⅱ相

*目標は寛解である。進行例は低疾患活動性で代用する。6カ月後に何らかの反応が認められなければならない。
RTX：リツキシマブ

（文献2より）

■ 維持療法の基本方針

　　寛解導入後は，寛解維持により関節破壊や機能障害の進行が長期にわたって抑制できる。また，就労，家事における労働生産性も改善することが明らかになり，他の内科疾患と同様に社会生活や生命予後の改善がアウトカムとなってきた。維持療法は，

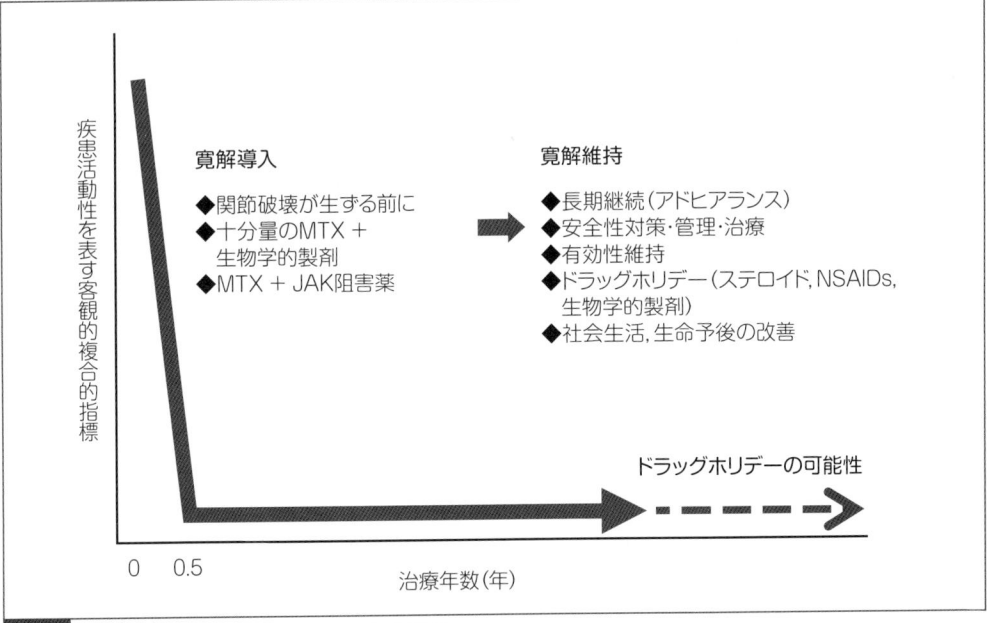

図4 DMARDsを用いたRAの治療戦略

DMARDsの適切な使用により，すべての患者に目標である寛解を目指すことができる。また，寛解導入後はその維持が重要で，安全かつ良好なアドヒアランスが求められる。さらに，寛解維持後に生物学的製剤の減量や休薬の可能性やタイミングを図る。

安全かつ良好なアドヒアランスが求められる。したがって，寛解導入後は，ステロイドやNSAIDs等の対症療法は極力中止すべきである（**図4**）。

　寛解維持のためにDMARDsをいつまで継続するかは，長期安全性や経済的観点からも重要な課題である。長期の寛解を維持している場合，患者と医師の協働的意思決定の下，注意深く治療を減量，休薬できる。休薬の順番は，ステロイド，NSAIDs，生物学的製剤，csDMARDsとなる。早期関節リウマチでは，寛解導入後に生物学的製剤を休薬しても寛解を維持可能であるというコンセンサスが得られつつある[2,6-8]。

■ DMARDsの安全な使用

　DMARDsを用いた治療開始時には，適応や禁忌などについて慎重にスクリーニングし，治療中は，有効性と安全性について定期的にモニタリングする[1-3]。DMARDsの重篤な副作用としては感染症が多く，高齢，呼吸器疾患既往・併発，ステロイド使用等の危険因子を有する際には特に留意して全身的管理を行う。

　MTXの副作用には肝機能異常や消化器障害等があり，高齢者では骨髄抑制，間質性肺炎，日和見感染症，リンパ腫等の有害事象に留意する。葉酸との併用は副作用軽減に有用である。禁忌は，妊婦または妊娠している可能性のある婦人，授乳婦，MTXの成分に対し過敏症の既往歴，骨髄抑制，慢性肝疾患，腎障害，活動性結核，胸水，腹水等のある患者である。JAK阻害薬は，細胞内のシグナル伝達を阻害するた

めにマルチターゲット効果を有するが，経口剤であるがゆえの安易な使用は避け，全身の内科的管理ができる専門医が慎重に使用すべきである。

本邦の生物学的製剤の市販後全例調査では，最も多い重篤な副作用は細菌性肺炎で，危険因子として高齢，呼吸器疾患の既往，ステロイド併用が挙げられた[9]。かような症例には肺炎球菌ワクチンの接種が強く推奨される。また，結核リスク評価や治療中に発熱，咳，呼吸困難が生じた際のフローチャートなどが公表され，日和見感染症等の重篤な副作用の内科的な管理や治療を推奨している。

NSAIDsやステロイドは対症的な補助療法であり，臨床症候が顕著な症例で短期間限定の併用が推奨される。ステロイドについては，強力な抗炎症効果は評価されるが，消化管障害，骨粗鬆化，高血糖，高脂血症，精神障害，易感染性，心・脳血管障害など多くの副作用を引き起こすために，十分な留意が必要である。

おわりに

寛解導入後のDMARDsの減量・休薬・間隔延長についても国際的に議論されるようになった。休薬の条件として，①標準的な寛解基準を満たす，②少なくとも6カ月以上，3回連続外来受診で寛解を維持，③同じ薬剤を同量で少なくとも6カ月以上維持，④ステロイドを用いずに寛解を維持，の4点が挙げられた[6-8]。休薬による寛解維持は，その先にある薬剤フリー寛解の可能性を示唆するもので，ドラッグホリデーという新たな治療体系の構築が期待される。現在，多様な薬剤が使用可能となり，今後，病態に合わせた治療の最適化precision medicineが必要となる。

■文献

1) Smolen JS et al: Treating rheumatoid arthritis to target: 2014 update of the recommendations of an international task force. Ann Rheum Dis 75: 3-15, 2016
2) Smolen JS et al: EULAR recommendations for the management of rheumatoid arthritis with synthetic and biological disease-modifying antirheumatic drugs. 2016 update. Ann Rheum Dis 76: 960-977, 2017
3) Smolen JS et al: Rheumatoid arthritis. Lancet 388: 2023-2038, 2016
4) Aletaha D et al: 2010 Rheumatoid arthritis classification criteria: an American College of Rheumatology/European League Against Rheumatism collaborative initiative. Arthritis Rheum 62: 2569-2581, 2010
5) Felson DT et al: American college of Rheumatology/European League against Rheumatism provisional definition of remission in rheumatoid arthritis for clinical trials. Ann Rheum Dis 70: 404-413, 2011
6) Schett G et al: Tapering biologic and conventional DMARD therapy in rheumatoid arthritis: current evidence and future directions. Ann Rheum Dis 75: 1428-1437, 2016
7) Tanaka Y: Stopping tumour necrosis factor-targeted biological DMARDs in rheumatoid arthritis. Rheumatology (Oxford) 55: ii15-ii22, 2016
8) Tanaka Y: Rheumatoid arthritis: DMARD de-escalation - let the patient guide you. Nat Rev Rheumatol 13: 637-638, 2017
9) Takeuchi T et al: Postmarketing surveillance of the safety profile of infliximab in 5000 Japanese patients with rheumatoid arthritis. Ann Rheum Dis 67: 189-194, 2008

免疫調整薬

日髙 利彦

はじめに

　免疫調整薬は8製剤あるが，本項では，『関節リウマチ診療ガイドライン2014』[1] で推奨の免疫調整薬である注射金製剤，ブシラミン（BUC），サラゾスルファピリジン（SASP），イグラチモド（IGU）を中心に解説する。その他の製剤も含め**表1**にまとめた。

■ 金チオリンゴ酸ナトリウム（GST）

1. 薬剤の特徴と効果

　注射金製剤で，現在でも疾患活動性改善や画像的関節破壊抑制に有効性が認められる最も歴史があるDMARDs（疾患修飾性抗リウマチ薬）として，単独投与でも効果は証明されている[2]。メトトレキサート（MTX）との併用投与による相乗効果[3]，さらには骨破壊抑制効果もMTXと有意差がないことが報告されている[4]。マクロファージ機能を抑制することにより，抗リウマチ効果を発揮すると考えられる。感染症の合併症のある患者には選択肢の一つとなりうる。

2. 用法・用量

　初回に10mg，以後2～4週毎に25～50mgを筋注する。総投与量（300～500mg以上）が有効性に関連しているため，効果発現までに3～6カ月要し，比較的遅効性である。効果発現後の維持用量についての投与方法は様々あるが，近年では少量（10～25mg/月）の継続投与が推奨されている。

3. 副作用および注意点

　注意すべき重篤な副作用として，腎障害および間質性肺炎，骨髄抑制があり，その他の副作用としては，皮疹，口内炎などがある。特に投与初期は，重篤な副作用のモニタリングのために，頻回に血液・尿検査を行い，また呼吸器症状の把握，定期的な胸部X線検査やCT検査などを実施することが肝要である。

表1　免疫調整薬のまとめ

薬剤	維持用量	効果発現時期	推奨の強さ[※1]	主な副作用	禁忌
GST	10〜25mg/2〜4週	3〜6カ月	弱い	腎障害, 間質性肺炎, 骨髄抑制, 皮疹, 口内炎	腎障害, 肝障害, 血液障害, 心不全, 潰瘍性大腸炎のある患者および放射線療法後間もない患者。金製剤による重篤な副作用の既往のある患者。キレート剤(D-ペニシラミン)を投与中の患者。妊婦または妊娠している可能性のある婦人および授乳婦
D-PC	200mg/日	2〜3カ月	—	皮膚症状, 口内炎, 肝障害, 消化管症状, 味覚障害, 骨髄抑制, ネフローゼ症候群, 自己免疫疾患類似症状	血液障害のある患者。腎障害のある患者。SLEの患者。成長期の小児で結合組織の代謝障害のある患者。金剤が投与されている患者。妊婦または妊娠している可能性のある婦人
RZR	160mg/日	2〜3カ月	—	腎障害, 間質性肺炎	重篤な腎障害のある患者。妊婦, 妊娠している可能性のある婦人
AF	6mg/日	4〜6カ月	—	消化管症状	金製剤による重篤な副作用の既往歴のある患者。金製剤に対して過敏症の既往歴のある患者。腎障害, 肝障害, 血液障害あるいは重篤な下痢, 消化性潰瘍等のある患者。妊婦または妊娠している可能性のある婦人。小児
BUC	200mg/日	1〜3カ月	弱い	発疹, 消化管障害, 口内炎, 膜性腎症やネフローゼ症候群などの腎障害, 間質性肺炎, 骨髄抑制, 黄色爪症候群	血液障害のある患者および骨髄機能が低下している患者。腎障害のある患者。本剤の成分に対し過敏症の既往歴のある患者
ACT	300mg/日	2〜3カ月	—	胃腸障害, 皮疹, 稀に肝障害, 骨髄抑制	妊婦または妊娠している可能性のある婦人, 授乳婦
SASP	1000mg/日	1〜3カ月	強い	皮疹, 発熱, 稀に無顆粒球症などの重篤な血液障害, 肝障害	サルファ剤またはサリチル酸製剤に対する過敏症の既往歴のある患者。新生児, 低出生体重児
IGU	50mg/日	1〜3カ月	弱い	肝機能障害, 消化性潰瘍, 血液障害, 感染症, 間質性肺炎	妊婦または妊娠している可能性, 重篤な肝障害, 消化性潰瘍, 過敏症の既往, ワルファリンを投与中の患者

※1: 関節リウマチ診療ガイドライン2014による推奨[1]

GST: 金チオリンゴ酸ナトリウム, D-PC: D-ペニシラミン, RZR: ロベンザリットニナトリウム, AF: オーラノフィン, BUC: ブシラミン, ACT: アクタリット, SASP: サラゾスルファピリジン, IGU: イグラチモド

■ ブシラミン（BUC）

I. 薬剤の特徴と効果

　本邦で開発された薬剤である。構造的にはSH基を2つ含有するD-ペニシラミンと類似した薬剤である。抗リウマチ作用は抗体産生やT細胞機能の抑制，炎症性サイトカイン産生抑制に起因すると考えられている。早期のRA患者に対するBUCとMTXとの比較試験の結果では，BUCとMTXの単独投与のACR20反応率は同程度と報告されている[5]。

2. 用法・用量

　通常，少量（50～100mg/日）から開始して，副作用に注意しながら漸増していく。300mg/日まで使用可能だが，高用量では蛋白尿などの副作用の発現率も高く，用量依存性の効果も少ないため，効果発現と副作用出現とのバランスからは，最大用量は200mg/日で使用されることが多い。

3. 副作用および注意点

　比較的よく認められる副作用として，発疹や消化管障害，口内炎などが挙げられる。重篤な副作用として，膜性腎症やネフローゼ症候群などの腎障害や間質性肺炎，無顆粒球症などの骨髄抑制が挙げられ，漫然と投与していると重篤化する。稀な副作用であるが，イエローネイル（黄色爪）症候群や味覚異常も重要である。イエローネイル症候群では，黄色に変色した爪，リンパ浮腫，胸水などの肺病変を呈するが，早期に中止すれば重症化は回避できることが多い。

　副作用のモニタリングのために，他のDMARDsと同様，定期的な血液・尿検査や呼吸器系に対する注意が必要である。

■ サラゾスルファピリジン（SASP）

I. 薬剤の特徴と効果

　本邦および欧米においても臨床的に有用な薬剤であり，現在でも，単独あるいはMTX，さらには生物学的製剤との併用療法としても投与されている[6]。大腸の腸内細菌によって，抗菌作用を持つサルファ剤（スルファピリジン）と抗炎症効果を持つ5-アミノサリチル酸に分解され効果を発揮する。免疫系への影響として，抗体産生抑制やサイトカイン産生抑制などが報告されている[7]。

　レフルノミド（LEF）の第II相試験において対象とされた薬剤であるSASPの臨床効果は，LEFと同等であったと報告されている[8]。さらに，骨関節破壊の進行抑制効果も認められている[9]。

　間質性肺炎の発症あるいは増悪などの発生頻度が低いため，肺障害がありMTXや生物学的製剤が投与できない症例にも比較的使用しやすい。また，肝代謝であり腎に対する作用も弱いため，腎機能障害のある症例にも比較的使いやすい薬剤である。さらに，感染症リスクの症例に対しても使いやすく，ニューモシスチス肺炎に対して予

防的に働くとの報告もある[10]。

2. 用法・用量

　本邦での承認用量は1000mg/日であり，海外（海外での通常量は2000〜3000mg/日）に比し低用量であることを留意する必要があるが，この薬剤の用量依存性は強くないため，1000mgでも十分反応のある患者は経験する。250〜500mg/日から開始して，早期の副作用がないことを確認してから1000mg/日まで増量する。

3. 副作用および注意点

　SASPの副作用として頻度の高いものは過敏反応である。発熱・全身の皮疹・肝酵素の上昇などが主な症状であるが，これは服用から1〜3週間程度の早期に起こることが最も多い。この点を患者にきちんと説明しておかないと大きな事故のもとになる。これらの症状が出現した際は，自己判断で中止し，速やかに医療機関に連絡をとるように指導するなど補足をしておくとよい。

　その他の副作用として，口内炎，消化管障害が多いが，稀ではあるが無顆粒球症などの重篤な血液障害がみられるため，頻回な血液検査が必要である。サルファ剤であるため感染症のリスクは高くなく，重篤な副作用の発現は比較的低い傾向にあるが[11]，サルファ剤やサリチル酸に対する過敏症を持つ患者には投与禁忌である。

　SASPの添付文書では，上記の副作用を考慮し，最初の3カ月間は2週間毎に血液検査を行うこととなっている。一方，欧米のガイドラインではSASPの投与を開始した最初の3カ月間は月に1回の血液検査，その後は3カ月に1回の検査となっており，本邦の添付文書の方が検査頻度は多い。このあたりを考慮に入れ，実臨床での具体的なフォローアップを以下に示す。

　投与開始の2週間から4週間にアレルギー反応が多いことを考えて，まず500mg/日で処方し，2週間後に再診をしてもらい採血し，副作用がないことを確認した後に1000mg/日へ増量，その2週後（開始4週間後）にもう一度来院してもらって副作用をチェックする。その後，2週毎に患者が3カ月間通うことは，患者自身や医療機関への負担も多いため，現実的には困難で，患者に説明してその後は1カ月毎の検査としている。

■ イグラチモド (IGU)

I. 薬剤の特徴と効果

　本邦で開発されたDMARDである。リンパ球の増殖をほとんど抑制することなくNF-κBの活性化抑制によりIL-6，TNFなどの炎症性サイトカイン産生を抑制，また，B細胞系に作用しリウマトイド因子などの自己抗体やポリクローナルな抗体産生を抑制することにより効果を発し，単剤およびMTX併用で有効性のエビデンスがある[12]。加えて，SASPに対する非劣性も報告されている[13]。また，COX-2阻害薬のような直接の抗炎症鎮痛作用があり，それが自覚症状の早期改善に関連する。

　IGUの市販全例調査においても，長期にわたる安全性と効果が報告された[14]。SASP，BUC同様，感染症のリスクの高い患者に併用も可能である。

2. 用法・用量

1日1回1錠25mg朝食後から開始し，肝機能障害などの副作用がないことを確認して，4週後1日2回，1回25mgに増量する。

3. 副作用および注意点

副作用として，肝機能障害，消化性潰瘍，血液障害（汎血球減少症，白血球減少症），感染症，間質性肺炎，肝機能障害が報告されている。重篤な肝障害患者や消化性潰瘍患者への投与，相互作用による重篤な出血のためワルファリンの併用は禁忌となっている。

間質性肺炎の既往あるいは合併症例では，間質性肺炎のリスク増加も報告されていることから，そのような症例へ投与する場合は，咳嗽や息切れが出現したときには中止して来院するように説明することが肝心である。

■ DMARDsの併用療法

免疫調整薬も，他のDMARDs治療や生物学的製剤治療で目標が達成できない場合の併用強化薬としての役割がある。例えば，MTXとSASP，BUCの併用が生物学的製剤と同等に有効だったとする報告や[15]，生物学的製剤効果不十分例に対するIGUの併用効果を示す報告もある[16]。

抗リウマチ薬の併用療法は，副作用を考慮せずに投与してはならない。なお，経口剤を最初から3剤同時投与した場合には3剤の副作用がすべて一緒に出るが，1剤ずつ順序よく追加した場合には，各薬剤で副作用が出る患者はそれまでにその薬剤を中止しているため，3剤服用した時点での副作用は単剤で投与した場合と変わらない。もちろん，SASPやBUCなどだけでも寛解になる患者は存在するため，有効性の面からも，最初から3剤併用するのではなく，追加投与がよいと考える。

■ 文 献

1) 関節リウマチ診療ガイドライン 2014, 日本リウマチ学会編, 大阪, メディカルレビュー社, 2014, pp43-103

2) Jessop JD et al: A long-term five-year randomized controlled trial of hydroxychloroquine, sodium aurothiomalate, auranofin and penicillamine in the treatment of patients with rheumatoid arthritis. Br J Rheumatol 37: 992-1002, 1998

3) Lehman AJ et al: A 48-week, randomized, double-blind, double-observer, placebo-controlled multicenter trial of combination methotrexate and intramuscular gold therapy in rheumatoid arthritis: results of the METGO study. Arthritis Rheum 52: 1360-1370, 2005

4) Rau R et al: Radiographic outcome after three years of patients with early erosive rheumatoid arthritis treated with intramuscular methotrexate or parenteral gold. Extension of a one-year double-blind study in 174 patients. Rheumatology (Oxford) 41: 196-204, 2002

5) Ichikawa Y et al: Therapeutic effects of the combination of methotrexate and bucillamine in early rheumatoid arthritis: a multicenter, double-blind, randomized controlled study. Mod Rheumatol 15: 323-328, 2005

6) Capell HA et al: Combination therapy with sulfasalazine and methotrexate is more effective than either drug alone in patients with rheumatoid arthritis with a suboptimal response to sulfasalazine: results from the double-blind placebo-controlled MASCOT study. Ann Rheum Dis 66: 235-241, 2007

7) Rodenburg RJ et al: The antiinflammatory drug sulfasalazine inhibits tumor necrosis factor alpha expression in macrophages by inducing apoptosis. Arthritis Rheum 43: 1941-1950, 2000

8) Smolen JS et al: Efficacy and safety of leflunomide compared with placebo and sulphasalazine in active rheumatoid arthritis: a double-blind, randomised, multicentre trial. European Leflunomide Study Group. Lancet 353: 259-266, 1999

9) van der Heijde DM et al: Alternative methods for analysis of radiographic damage in a randomized, double blind, parallel group clinical trial comparing hydroxychloroquine and sulfasalazine. J Rheumatol 27: 535-538, 2000

10) Mizushina K et al: Possible preventive effect of salazosulfapyridine against development of Pneumocystis pneumonia in methotrexate-receiving patients with rheumatoid arthritis. Mod Rheumatol 26: 976-978, 2016

11) Weinblatt ME et al: Sulfasalazine treatment for rheumatoid arthritis: a metaanalysis of 15 randomized trials. J Rheumatol 26: 2123-2130, 1999

12) Hara M et al: Long-term safety study of iguratimod in patients with rheumatoid arthritis. Mod Rheumatol 17: 10-16, 2007

13) Hara M et al: Efficacy and safety of iguratimod compared with placebo and salazosulfapyridine in active rheumatoid arthritis: a controlled, multicenter, double-blind, parallel-group study. Mod Rheumatol 17: 1-9, 2007

14) Mimori T et al: Safety and effectiveness of iguratimod in patients with rheumatoid arthritis: Final report of a 52-week, multicenter postmarketing surveillance study. Mod Rheumatol 2018, [Epub ahead of print]

15) Matsuno H et al: The usefulness of a new triple combination treatment utilizing methotrexate, salazosulfapyridine, and bucillamine in rheumatoid arthritis. Mod Rheumatol 26: 51-56, 2016

16) Yoshikawa A et al: Add-on iguratimod as a therapeutic strategy to achieve remission in patients with rheumatoid arthritis inadequately responding to biological DMARDs: A retrospective study. Mod Rheumatol 28: 227-234, 2018

メトトレキサート（MTX）

免疫抑制薬

亀田 秀人

■ メトトレキサート（MTX）の構造，体内動態と薬理作用

　　メトトレキサート（MTX）は葉酸のプテリジン環にアミノ基が，パラアミノ安息香酸にメチル基がそれぞれ付加された構造となっており，葉酸と同様にグルタミン酸を1つ有する（**図1**）。経口投与を行うと30～90％が消化管から吸収され，1～2時間後に最高血中濃度に到達する。血中半減期は2～3時間と短く，80～95％が24時間以内に尿中へ排泄され，血中濃度における蓄積性はほとんどない。

　　しかし細胞内へはreduced folate carrier-1（RFC-1）に対して葉酸と競合的に結合することで取り込まれ，folyl-polyglutamate synthetaseによりポリグルタミル（PG）化され安定化する（**図2**）[1]。このMTX-PGの赤血球中濃度が，日本人関節リウマチ（RA）患者では欧米人の約2倍となることも報告されている[2]。

　　MTX-PGが逆にγ-glutamylhydrolaseによりMTXへ加水分解されると，ATP結合部位（ATP-binding cassette: ABC）を有するABCトランスポーター（ABCB1，

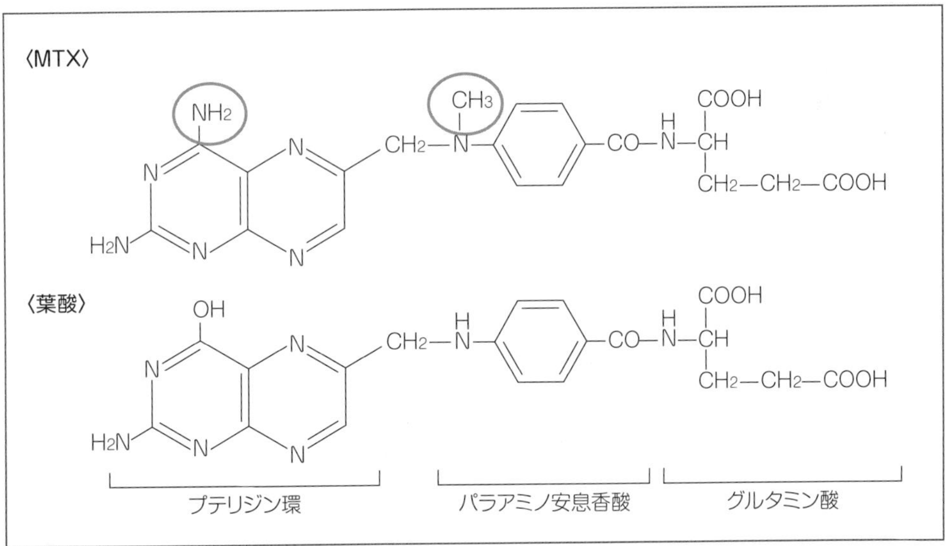

図1　MTXと葉酸の化学構造

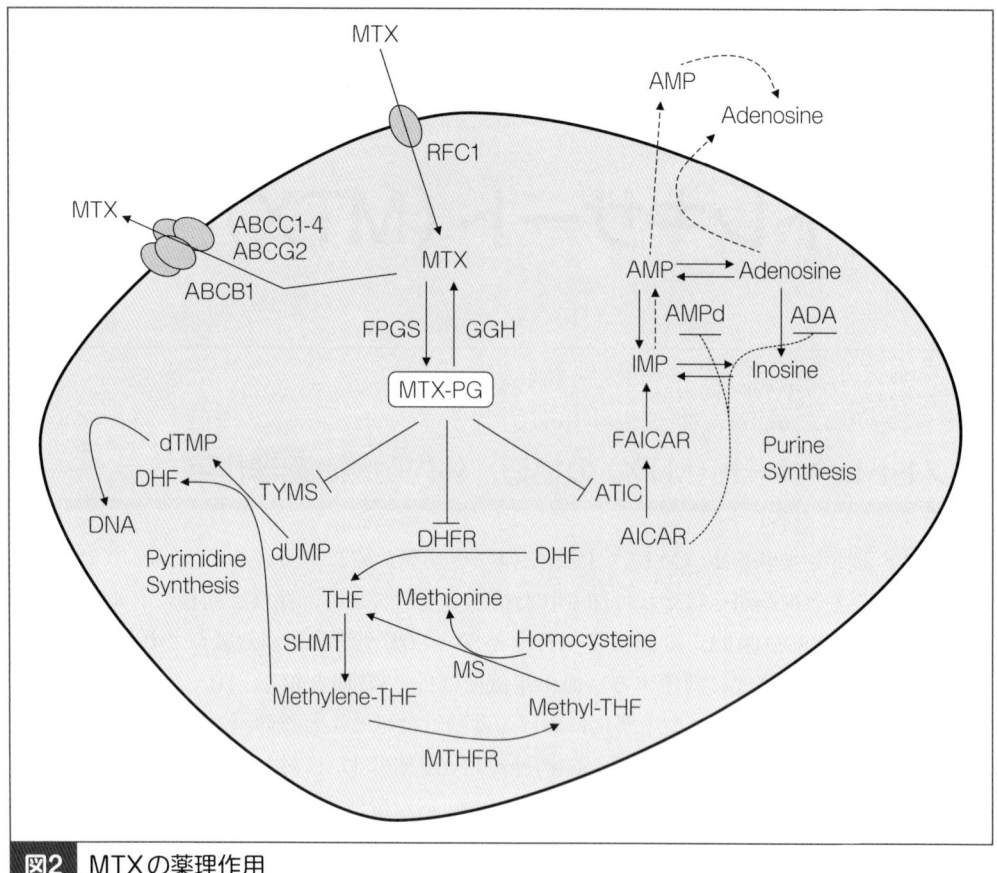

図2 MTXの薬理作用

（文献1より引用）

ABCC1-4，ABCG2など）を介して細胞外へ排出される。これらの体内動態に関連する蛋白の遺伝子多型は臨床的にも重要である[3]。

　MTXの主な作用として，活性化T細胞のアポトーシス誘導や滑膜細胞の増殖抑制，好中球の遊走抑制，滑膜細胞からの炎症性サイトカインやコラゲナーゼの産生抑制などが知られている。その作用機序は，核酸合成阻害による細胞増殖活性の抑制とアデノシンの産生亢進による抗炎症作用に大別され，RAにおける少量間欠投与では，抗がん剤としての大量投与とは異なり後者が主体となる[1]。

■ MTXの効果と副作用

　RA治療におけるMTXの有効性は確立されており，日本においてもアンカードラッグとして位置付けられている[4]。一般的には開始から3〜6週で効果が発現し，漸増投与の一部影響も否定できないが12〜24週で効果が最大となる。関節自覚症状の軽減と身体機能低下の改善，関節腫脹の軽減，血清C反応性蛋白（CRP）値の低下，そして関節破壊抑制効果が認められる。MTXの有効性は女性よりも男性で明らかに優れ

ており，MTX開始前の血中腫瘍壊死因子（TNF）高値はMTX治療反応性不良に関連する[5,6]。

そして，血中TNF濃度はMTX治療による明らかな低下を示さないが，血中IL-6濃度は有効例で低下し，非低下が関節破壊の進行に関連する[6]。したがって，MTX治療にもかかわらず血中IL-6濃度の低下を示唆する血清CRP値の低下を認めない場合には，TNF阻害薬の併用がたとえ抗薬物抗体が臨床的に問題とならない製剤であっても，MTXとの優れた相乗効果をもたらすのである[7]。

■ MTXの適正使用

日本リウマチ学会のMTX診療ガイドラインには，MTXの適応として「RAと診断されて予後不良と思われる患者では，リスク・ベネフィットバランスに鑑みて，MTXを第一選択薬として考慮する。他の従来型合成抗リウマチ薬（csDMARDs）の通常量を2～3カ月以上継続投与しても治療目標に達しないRA患者には，積極的にMTXへの変更またはMTXの追加併用投与を考慮する。」と記載されている[4]。

MTXの投与禁忌は妊婦・授乳中，MTXに対する過敏症の既往，重篤な感染症，重篤な血液・リンパ系・肝臓・腎臓・呼吸器の障害，そして胸・腹水の存在である（**表1**）。上記が重篤でない場合や高齢者，低アルブミン血症（遊離MTX濃度を高めて作用を

表1 MTXの投与禁忌

1. 妊婦または妊娠している可能性やその計画のある患者，授乳中の患者
2. 本剤の成分に対して過敏症の既往歴のある患者
3. 重症感染症を有する患者
4. 重大な血液・リンパ系障害を有する患者
   1) 骨髄異形成症候群，再生不良性貧血，赤芽球癆の病歴のある場合
   2) 過去5年以内のリンパ球増殖性疾患の診断あるいは治療歴のある場合
   3) 著しい白血球減少あるいは血小板減少
      （白血球数＜3000/mm³，血小板数＜50000/mm³は目安としての記載）
5. 肝障害を有する患者
   1) B型またはC型の急性・慢性活動性ウイルス性肝炎を合併している場合
   2) 肝硬変と診断された患者
   3) その他の重大な肝障害を有する場合
      （AST，ALT値が基準値上限の2倍を超える場合は慎重投与へ）
6. 高度な腎障害を有する患者（以下の基準を参考とする）
      透析患者やGFR＜30mL/分/1.73m²に相当する腎機能障害
7. 胸水，腹水が存在する患者
8. 高度な呼吸器障害を有する患者（以下の基準を参考とする）
   1) 低酸素血症の存在（室内気でPaO₂＜70 Torr）
   2) 呼吸機能検査で%VC＜80%の拘束性障害
   3) 胸部画像検査で高度の肺線維症の存在

（文献4より）

増強）を認める患者が慎重投与に相当する。

　MTXは原則，6〜8mg/週で経口投与を開始する。開始時投与量は副作用危険因子や疾患活動性，予後不良因子を考慮して決定する。特に，予後不良因子を持つ非高齢者では，8mg/週で開始することが勧められる。

　MTX治療開始後4週間経過しても治療目標に達しない場合は増量する。通常，増量は1回に2mgずつ行う。高疾患活動性，予後不良因子を持つ非高齢者では2週毎に2mgあるいは4週毎に4mgずつ迅速に増量してもよい。副作用危険因子がなく，忍容性に問題なければ10〜12mg/週まで増量する。効果が不十分であれば最大16mg/週まで漸増することができるが，他のcsDMARDsや生物学的製剤の併用を考慮してもよい。

　1週間あたりのMTX投与量を1回または2〜3回に分割して，12時間間隔で1〜2日間かけて経口投与する。1週間あたりの全量を1回投与することも可能であるが，8mg/週を超えて投与するときは分割投与が望ましい。他のcsDMARDs，生物学的製剤や分子標的型合成抗リウマチ薬と併用して使用する際，MTXの用量はMTX単剤治療の場合と同様に最大16mg/週まで使用できる。

　葉酸製剤の併用投与は，肝機能障害，消化器症状，口内炎の予防・治療および治療の継続に有効であり必要に応じて考慮する。MTX 8mg/週を超えて投与する際や副作用リスクが高い高齢者，腎機能軽度低下症例では，葉酸併用投与が強く勧められる。

　MTX投与開始前に，RA活動性評価ならびにMTXの副作用の危険因子の評価に必要な問診と診察，末梢血検査，赤沈，一般生化学検査，免疫血清学的検査，胸部X線検査に加え，肝炎ウイルスと結核のスクリーニング検査を実施する。MTX投与開始後，安全性と有効性のモニタリングのために定期的な身体評価と関節評価および検査を行う。一般検査はMTX開始後あるいは増量後6カ月以内は2〜4週毎に行うのが望ましい。項目として，末梢血検査（白血球分画，MCVを含む），赤沈，CRP，生化学検査（AST，ALT，ALP，アルブミン，血糖，Cr，BUN）および尿一般検査を実施する。投与量が決まり，有効性と安全性が確認された後は，4〜12週毎に検査を施行する。胸部X線検査は年1回施行する。有効性の判定にはRAの疾患活動性と関節画像の両者による評価が望ましい。

　整形外科予定手術の周術期において，MTXは継続投与できる。整形外科予定手術以外の手術やMTX 12mg/週超の高用量投与例における手術の際には，個々の症例のリスク・ベネフィットを考慮して判断する。

　MTX投与にあたり，あらかじめ児へのリスクを説明し，内服中は避妊させる。妊婦または妊娠している可能性のある女性にはMTXの投与は禁忌である。妊娠する可能性のある婦人に投与する場合は，投与中および投与終了後少なくとも1月経周期は妊娠を避けるよう注意を与える。授乳中はMTXの投与は禁忌である。

　MTXの投与中は常に副作用の発現に注意を払う必要があり，特にMTX開始あるいは増量後1カ月程度は消化器症状（食思不振，口内炎，下痢），肝障害など，用量依存性の副作用が出現する可能性がある。重篤な副作用として，骨髄障害，間質性肺炎，感染症，リンパ増殖性疾患が挙げられる。これらの危険因子・誘因，予防対策，発生時の対処法をまとめて示す（**表2**）。

表2 MTXの重篤な副作用

危険因子・誘因	予防対策	発生時の対処法
骨髄障害		
・腎機能障害 ・高齢 ・葉酸欠乏 ・多数薬剤の併用 ・低アルブミン血症 ・脱水	①薬剤師と連携 ②高度腎機能障害患者，透析患者に対しては投与しない ③高齢者，中等度腎機能障害患者，薬剤性骨髄障害の既往を有する患者には葉酸製剤を投与開始時から併用し，MTXの高用量を避ける ④白血球分画，MCV，腎機能をモニタリング	①MTXをただちに中止し専門医療機関に紹介 ②頻回の末梢血検査で骨髄の回復を確認 ③重篤な場合には活性型葉酸であるロイコボリン®レスキューを行う
間質性肺炎（MTX肺炎）		
・既存のリウマチ性肺障害 ・高齢 ・糖尿病 ・低アルブミン血症 ・過去のDMARDs使用歴	患者にMTX肺炎の初期症状を説明し，症状が急性あるいは亜急性に出現した場合には，MTXを中止して医療機関へ連絡と可及的速やかな受診を指示	①MTXをただちに中止，専門医療機関に紹介し，MTX肺炎，呼吸器感染症，RA肺病変を鑑別 ②必要に応じ呼吸器専門医にコンサルト ③鑑別のために聴診，酸素飽和度，胸部画像検査，β-D-グルカンなどの検査を行う
感染症		
・高齢 ・既存肺疾患 ・ステロイド使用 ・関節外症状 ・糖尿病 ・腎機能障害 ・骨髄障害 ・日和見感染症の既往 ・慢性感染症の合併	①合併感染症の治療を先行させる ②肺炎球菌ワクチン（65歳以上），インフルエンザワクチン接種を積極的に実施 ③結核再燃リスクが高い症例にはイソニアジドによる潜在性結核の先行治療を考慮 ④ニューモシスチス肺炎発症リスクが高い症例にはST合剤による化学予防を考慮 ⑤症状・画像から非結核性抗酸菌症が疑われる場合，喀痰検査，胸部画像検査，抗MAC-GPL IgA抗体を測定し，必要に応じて呼吸器専門医などにコンサルト	①ただちにMTXを中止，専門医療機関に紹介 ②病原体の同定を進め，必要に応じて感染症専門医などにコンサルトしながら適切な抗菌薬，抗真菌薬，抗ウイルス薬などにより治療
リンパ増殖性疾患（LPD）		
・高齢	早期発見対策として ①好発時期はないことに留意してMTX使用中は原因不明の発熱，寝汗，体重減少，リンパ節腫大，皮下腫瘤，持続性・難治性咽頭痛，肝脾腫，白血球分画の異常，貧血・血小板減少，高LDH血症などを認めた場合はLPDを鑑別 ②リンパ節外が原発であることも多いため，皮膚病変，咽頭・扁桃病変，軟部組織腫大，異常肺陰影の出現などにも注意 ③頸部や腋窩などにリンパ節の腫脹を見つけた際にはすぐ受診するよう，患者にあらかじめ説明しておく	①LPDが疑われた場合には，MTXと併用している生物学的製剤や免疫抑制薬を中止 ②LPDが疑われる部位により皮膚科，耳鼻咽喉科，血液内科などの関連診療科にコンサルト ③約半数の症例では薬剤中止で軽快する。免疫抑制療法中止のみでは消退しない場合には，生検を積極的に考慮し，リンパ腫と診断された場合には化学療法などを考慮 ④LPD寛解後のRA治療では免疫抑制薬を極力避け，MTXの再開やTNF阻害薬の投与は再発のリスクを考慮し原則行わない

（文献4より筆者作成）

■ 文献

1) Romão VC et al: Old drugs, old problems: where do we stand in prediction of rheumatoid arthritis responsiveness to methotrexate and other synthetic DMARDs? BMC Med 11: 17, 2013

2) Takahashi C et al: Association of erythrocyte methotrexate-polyglutamate levels with the efficacy and hepatotoxicity of methotrexate in patients with rheumatoid arthritis: a 76-week prospective study. RMD Open 3: e000363, 2017

3) Yamamoto T et al: Folylpolyglutamate synthase is a major determinant of intracellular methotrexate polyglutamates in patients with rheumatoid arthritis. Sci Rep 6: 35615, 2016

4) Kameda H et al: Japan College of Rheumatology guideline for the use of methotrexate in patients with rheumatoid arthritis. Mod Rheumatol 2018, [Epub ahead of print]

5) Kameda H et al: Factors predicting the response to low-dose methotrexate therapy in patients with rheumatoid arthritis: a better response in male patients. Mod Rheumatol 14: 442-446, 2004

6) Nishina N et al: Reduction of plasma IL-6 but not TNF-α by methotrexate in patients with early rheumatoid arthritis: a potential biomarker for radiographic progression. Clin Rheumatol 32: 1661-1666, 2013

7) Kameda H et al: A merged presentation of clinical and radiographic data using probability plots in a clinical trial, the JESMR study. Ann Rheum Dis 72: 310-312, 2013

免疫抑制薬
MTX以外の免疫抑制薬

川人　豊

はじめに

　臨床的寛解から長期予後の改善，さらに身体機能障害の防止を目指す関節リウマチ治療として，早期診断・早期治療の概念が定着してきている。Tight controlの治療薬として，従来型抗リウマチ薬（conventional synthetic DMARDs: csDMARDs）の中で第一選択薬であるメトトレキサート（methotrexate: MTX）とTNF阻害薬を中心とした生物学的製剤，さらにはJAK阻害薬が使用されている。しかしながら，生物学的製剤やJAK阻害薬は，感染症などの合併症や高価な薬剤であるため，適応にならないケースが存在する。この場合は，MTXに加えて他のcsDMARDsを考慮することになる。

　多くの治療薬の使用法を理解し応用することは，日常臨床で非常に大切な事項である。本項では，MTX以外の免疫抑制性のcsDMARDsの作用機序と使用方法について概説する。

■ タクロリムス水和物 (プログラフ®)

I. 薬理作用と体内動態

　タクロリムスは，土壌中の真菌（*Streptomyces tsukubaensis*）から分離され，23員環マクロライド・マクロラクタム構造を持つ免疫抑制薬で[1]，2005年に，本邦で関節リウマチの抗リウマチ薬として適応承認された。1993年4月に初めて肝移植における拒絶反応の抑制に対し使用され，様々な臓器移植で使用されている。

　作用機序はシクロスポリンに類似しており，T細胞中にある特異的結合蛋白と複合体を形成し，カルシニューリンと呼ばれるシグナル伝達に必要な分子のリン酸化活性を阻害して，T細胞の活性化を特異的に阻害する。この結果，IL-2，IL-4，IL-5，TNF-αおよびIFN-γなどの炎症性サイトカインの産生抑制やB細胞による抗体産生をはじめとした免疫抑制効果を発揮する。

　タクロリムスは，肝臓の薬物代謝酵素であるCYP3A4で代謝される。代謝物の大部分は胆汁中に排泄され，未変化体の尿中排泄率は1%以下であった[2]。なお，本剤の血中濃度は腎機能あるいは透析による影響を受けない。ただし，血管収縮作用があり，これによる腎血流量の低下時は減量，中止が必要となる。

2. 適正使用

本邦では3mg/日まで投与可能で、トラフ値（定常状態における最低血中薬物濃度）を確認しながら副作用の発現を予防できる。csDMARDsに1剤以上無効な関節リウマチ患者に16週間タクロリムスを投与した第Ⅱ相試験では、ACR（米国リウマチ学会）20改善率が3mg/日で48.3%、1.5mg/日で24.6%で、用量依存性に有効性は増加するが、単剤では1.0mg、1.5mgに関しての有効性は不明瞭で、3mg/日投与での効果が確認されている（**図1**）[3]。

本剤は、MTXを含めた他の抗リウマチ薬のエスケープ現象やステロイドの薬剤抵抗性の原因になる多剤抵抗性遺伝子MDR-1による細胞表面に誘導されるP-糖蛋白質の発現を抑制するため、これら薬剤と1mg/日前後の少量を併用すると、耐性に陥った薬剤の有効性の改善、効果の増強につながる[4,5]。高価な薬剤であるが、他剤との少量の併用は有用性が高い。

タクロリムスは、多発性筋炎・皮膚筋炎に合併する間質性肺炎の治療薬としても保険承認されている薬剤で、間質性肺炎の合併のある関節リウマチ患者にも考慮しやすい。

前述のように肝臓の薬物代謝酵素であるCYP3A4で代謝されるため、CYP3A4で代謝される薬剤や阻害する薬剤や飲食物では、血中濃度が上昇する。特に、グレープフルーツの摂取、クラリスロマイシン、アゾール系真菌薬に注意する。他の免疫抑制薬と異なり骨髄抑制の頻度は低く、消化管障害（悪心、下痢）、腎機能障害、耐糖能異常、高血圧は副作用としての頻度が比較的高い。感染症のほか、間質性肺炎の悪化なども存在する。長期投与例でクレアチニン値の上昇がみられるが、中止・減量で改善される。また、当初考えられていたほど、間質性肺炎の発症リスクは高くない。

移植領域での使用経験からは、投与後12時間の平均血中濃度が20ng/mL以上で副作用が発現しやすいが、関節リウマチでの使用用量では、ほとんどの場合トラフ値が10ng/mL以下である。10ng/mLを超えた場合、有害事象がみられることが多い。トラフ値が5ng/mL以下であれば安全性は高いが、薬剤の血中濃度が低くても副作用発

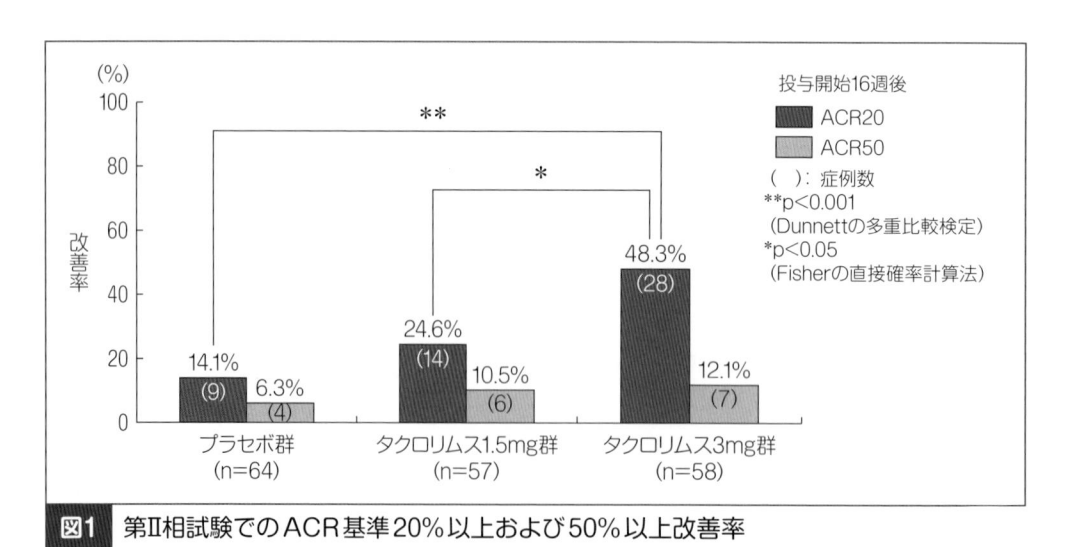

図1 第Ⅱ相試験でのACR基準20%以上および50%以上改善率

（文献3より作成）

3

抗リウマチ薬の特徴と適正使用

現がみられることも稀にあり，注意が必要である。0.5〜1mg/日の少量から開始して，副作用の発現に注意しながらの増量が望ましく，特に高齢者で考慮すべきである。

■ ミゾリビン（ブレディニン®）

Ⅰ. 薬理作用と体内動態

土壌中の糸状菌 *Eupenicillium brefeldianum* の培養液より生成されたイミダゾール系核酸関連物質である。核酸代謝のプリン代謝経路で，グアノシンヌクレオチドの *de novo* 合成経路の律速酵素である inosine 5'-monophosphate（IMP）デヒドロゲナーゼを特異的に阻害し，細胞内のグアノシン三リン酸（guanosine triphosphate: GTP）合成を抑制することで，B・Tリンパ球の増殖や機能を抑制する[6]。ミゾリビンは，Tmax は2時間，$T_{1/2}$ は2.2時間で，6時間までの尿中排泄率は平均81.8%の腎排泄型の薬剤である。

2. 適正使用

副作用は出現頻度が少なく軽微のものが多いため安全性は高いが，効果はマイルドである。関節リウマチの活動性の高くない症例，他のcsDMARDsや免疫抑制薬が使用しにくい症例のほか，高齢者には使いやすい。50mg 1日3回投与となっているが，従来，効果がやや弱いとされた原因として血中濃度が低いことが考えられ[7]，有効な効果を得るために，150mg 1日1回投与で使用されることが多い[8]。

作用機序からは，主にピリミジン代謝拮抗薬であるMTXとの併用療法は，理論上効果が期待できる。副作用として，csDMARDsに一般的な消化器症状，皮膚粘膜症状，肝・腎機能障害のほか，特有の副作用として高尿酸血症があるが，重篤なものは少ない。腎臓代謝薬のため，腎機能障害時には血中濃度が上昇するので副作用出現に注意する。

■ レフルノミド（アラバ®）

Ⅰ. 薬理作用と体内動態

de novo ピリミジン生合成に関与する酵素ジヒドロオロテートデヒドロゲナーゼ（DHODH）の活性を阻害するピリミジン代謝阻害薬で，リンパ球にアポトーシスを導き増殖抑制作用[9]や破骨細胞の形成抑制作用[10]を有し，関節リウマチの活動性を低下させ，骨破壊抑制効果を示す肝臓代謝薬である。

レフルノミドは血漿蛋白（アルブミン）との結合率が高く腸肝循環するため，Tmax は2時間程度であるが，$T_{1/2}$ は16日と長く，低アルブミン血症の患者にも注意が必要である。副作用発現時にはコレスチラミン無水物（クエストラン8g，1日3回17日間）を投与して，腸肝循環を遮断し排泄を促す必要がある。ワルファリンの主代謝酵素であるCYP2C9を阻害することにより，ワルファリンの血中濃度が上昇するおそれがある。

2. 適正使用

　疾患活動性と画像的関節破壊抑制効果はMTXとの直接比較で同等の有効性が認められており，欧米のガイドラインでMTXの次に推奨度が高い。しかしながら，人種特異性があると考えられ，日本人には副作用の発現が多く，活動性の高い他のcsDMARDs不応例に使用されることがあるが，現在本邦での使用頻度は減少している。

　投与方法は，loading doseとして100mg/日を朝1回3日間投与し，4日目以降は20mgを朝1回投与して維持量とする。しかし，この投与法は効果が早期に現れる反面，副作用の出現率を高めるため，最近ではloading doseを用いず，10mg/日より開始し，20mg/日への増量を考慮することが多い。

　副作用は他のcsDMARDsに比較して多く，皮疹・脱毛などの皮膚症状，肝機能障害，下痢，吐気などの消化管障害がある。肝機能障害はMTXとの併用例に多い。海外で報告の少なかった間質性肺炎（IP）（0.02%）の致死例が，日本での市販後全例調査では，新規出現または既往・併存の増悪が全体5054例のうち61例（1.2%）にみられ，IPが既存した562例では32例（5.7%）が増悪し，新規IPが出現した22例のうち9例は死亡が報告された。びまん性肺胞傷害（DAD）やサイトメガロウイルスなどの日和見感染も合併する。このため，間質性肺炎，肺炎，日和見感染の可能性のある症例には，投与の可否を慎重に検討すべきである。

おわりに

　日常臨床における関節リウマチ治療は，コストやリスクベネフィットを考慮しながら，治療薬を選択していくことが求められる。すなわち，患者によって多種多様の治療法の選択肢が存在する。

　免疫抑制性のcsDMARDsの特性からみた使用法を概説したが（**表1**），これら薬剤は単独のみならず，MTXや他剤との併用療法で効果が認められることが多い。併用療法では，各薬剤の副作用に注意することになり，十分な薬剤の知識を持ちながら日常臨床へ応用をすることが必須である。

表1　MTX以外の免疫抑制性抗リウマチ薬の特徴

	主な特徴	特徴的な副作用*
タクロリムス	単独では，3mg/日まで増量で有効性が認められる。MTXなど他剤との1.0mg/日前後の少量の併用での有用性が高い。	腎機能障害，糖代謝異常，血圧の上昇
レフルノミド	有効性は高いが，日本人には副作用が多い肝代謝薬。loadingせずに10mg/日程度での使用が望まれる。	皮疹，脱毛，肝障害，間質性肺炎（重症例あり）
ミゾリビン	比較的軽症例がよい適応となる。副作用が少ないため高齢者には使用しやすい。	皮疹，高尿酸血症

*csDMARDsに共通する副作用として，皮疹，消化管障害がある。また，免疫抑制性薬剤であるため，感染症に注意が必要である。

3

抗リウマチ薬の特徴と適正使用

■ 文献

1) Kino T et al: FK-506, a novel immunosuppressant isolated from a Streptomyces. II. Immunosuppressive effect of FK-506 in vitro. J Antibiot (Tokyo) 40: 1256-1265, 1987

2) Venkataramanan R et al: Pharmacokinetics of FK 506 in transplant patients. Transplant Proc 23: 2736-2740, 1991

3) Kondo H et al: Efficacy and safety of tacrolimus (FK506) in treatment of rheumatoid arthritis: a randomized, double blind, placebo controlled dose-finding study. J Rheumatol 31: 243-251, 2004

4) Kawai S et al: Efficacy and safety of additional use of tacrolimus in patients with early rheumatoid arthritis with inadequate response to DMARDs-a multicenter, double-blind, parallel-group trial. Mod Rheumatol 21: 458-468, 2011

5) Suzuki K et al: Tacrolimus, a calcineurin inhibitor, overcomes treatment unresponsiveness mediated by P-glycoprotein on lymphocytes in refractory rheumatoid arthritis. J Rheumatol 37: 512-520, 2010

6) Yokota S: Mizoribine: mode of action and effects in clinical use. Pediatr Int 44: 196-198, 2002

7) Ichinose K et al: Efficacy and safety of mizoribine by one single dose administration for patients with rheumatoid arthritis. Intern Med 49: 2211-2218, 2010

8) 福田亘ほか：Methotrexate が効果不十分な関節リウマチ症例に対する Mizoribine の高用量間歇追加投与の臨床的有用性－連日投与法との比較検討－. 臨床リウマチ 21：123-128, 2009

9) Herrmann ML et al: Leflunomide: an immunomodulatory drug for the treatment of rheumatoid arthritis and other autoimmune diseases. Immunopharmacology 47: 273-289, 2000

10) Kobayashi Y et al: The active metabolite of leflunomide, A771726, inhibits both the generation of and the bone-resorbing activity of osteoclasts by acting directly on cells of the osteoclast lineage. J Bone Miner Metab 22: 318-328, 2004

生物学的製剤

藤井 隆夫

はじめに

　生物学的製剤（biological agents）は，関節リウマチ（rheumatoid arthritis: RA）の治療のみならず他の炎症性疾患や血液疾患，さらに腫瘍性疾患など非常に多くの分野で開発され，現在内科治療薬としてきわめて重要な位置付けにある薬剤である。抗リウマチ薬としての生物学的製剤（biological disease-modifying anti-rheumatic drugs: bDMARDs）が一般的に使用されるようになってから，RAの治療戦略，治療目標，そして分類基準が一気に改編された。重要なことは糖尿病や高血圧症など他の内科的疾患と同様に，RAでも数値（総合的疾患活動性指標，DAS28やSDAIなど）で治療目標が明確化され，それらを用いた治療戦略（目標達成に向けた治療，Treat to Target: T2T）が世界的に推奨されるようになった点であろう。疾患をタイトコントロールし，関節の痛みを取るだけでなく関節変形を抑制して患者quality of life（QOL）の悪化を防ぐことが可能となったことが近年におけるRA診療の進歩であるが，その中心的な立役者がbDMARDsである。

生物学的製剤の一般的な特徴

　メトトレキサート（methotrexate: MTX）をはじめとする従来型合成抗リウマチ薬（conventional synthetic DMARDs: csDMARDs）と異なり，抗リウマチ薬としてのbDMARDsは免疫グロブリンを分子生物学的に改変し特定の分子をターゲットとして効果を示すもので，すべてが注射（点滴静注あるいは皮下注）製剤である。高分子量（約150kDa）であるため，血中可溶型の分子，および細胞表面に結合している（膜結合型）分子両者に強く反応するが，製剤が細胞内に侵入することはない。

　csDMARDsと比較した場合のbDMARDsの臨床免疫学的な特徴は以下の通りである。また，別項で取り上げられているJAK阻害薬との違いを**表1**に示した。

I. 骨破壊抑制作用が強力である

　骨破壊抑制効果がcsDMARDsよりも明らかで，総合的疾患活動性が十分低下していなくても骨破壊の進行は抑制される現象（disconnection）[1]（**図1**）が認められることがある。

表1 生物学的製剤とJAK阻害薬との比較

	生物学的製剤	JAK阻害薬
投与経路	注射	経口
炎症性サイトカインの阻害	特定のサイトカインに限られるが阻害率が極めて高い（>90%）	複数のサイトカインを同時に抑制しうるが，その阻害率は生物学的製剤に比して低い
薬剤半減期	長い（薬剤によるが4～14日程度）	短い（3時間程度）
免疫原性	あり（中和抗体活性を有する場合がある）	なし

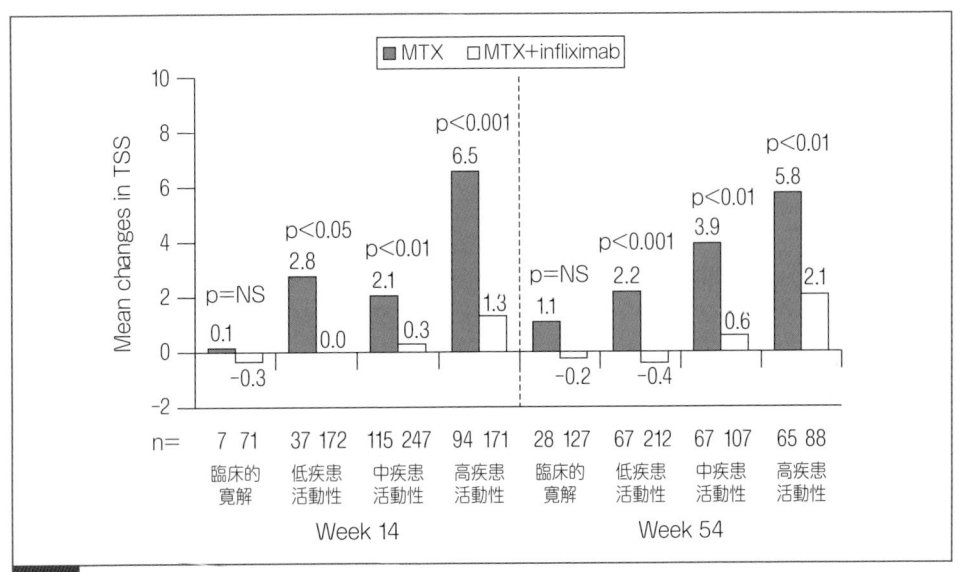

図1 生物学的製剤使用による骨破壊の抑制

結果的には同等の疾患活動性であっても，メトトレキサート（MTX）単独療法に比してインフリキシマブを併用することで骨破壊の進行が強く抑制される。
NS= not significant, TSS=Total Sharp Score

（文献1より引用改変）

2. RAの慢性的な合併症を抑制し生命予後を改善させる可能性がある

　RA患者は長期間にわたり全身性かつ慢性の炎症に曝露されるため，心筋梗塞などの血管障害やアミロイドーシスを合併することがある。bDMARDsが多用される以前はこれらを十分に予防することは困難であったが，bDMARDsによりこれらの病態を抑え，生命予後を改善させる効果が示唆されている[2,3]（**図2**）。しかし，完成された血管障害やアミロイドーシスを完全に正常化させることはできないため，これらの合併症が起こる前に炎症を制御することが最も重要である。

3. 薬剤の増量が副反応に直結しない

　低分子製剤は細胞内に侵入して細胞内濃度が上昇するため，その投与量と中毒量がしばしば隣接する。一方bDMARDsは，標的分子が完全に中和され血中にその製剤が

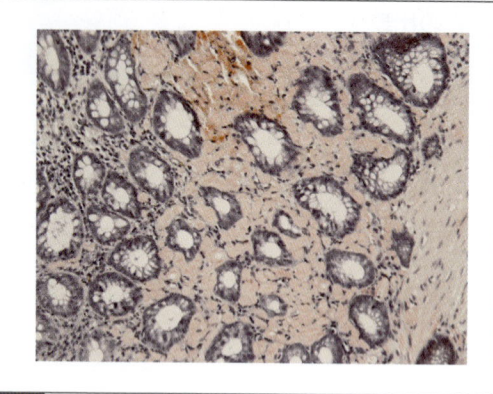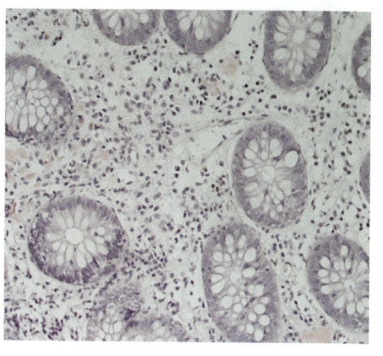

図2 生物学的製剤による腸管アミロイドーシスの改善 （自験例）

入院時（左）びまん性に沈着していたアミロイド（Congo Red 染色）はトシリズマブ開始 3 カ月後（右）ほぼ消失し，下痢などの自覚症状も改善した。

残った場合でも，それ自体は副作用を増やすことにならない。なお，bDMARDs の有効性はそのトラフ濃度と相関することが多く，TNF 阻害薬であるインフリキシマブ（IFX）では 1 μg/mL である。

4. 免疫原性 (immunogenicity) が認められる

すべての製剤で，患者により免疫原性，すなわち抗バイオ抗体の誘導が認められる。臨床的意義を持たない場合も多いが，中和活性あるいは製剤のクリアランスを促進する抗バイオ抗体が産生された場合には血中濃度が著しく低下するため，その有効性と関係する。bDMARDs は RA 急性期において csDMARDs（実際には MTX）を併用することが強く推奨されている[4] が，これには抗バイオ抗体を制御する意味も含まれる。薬剤の有効性に全く影響を与えない抗バイオ抗体も存在するため，抗バイオ抗体の存在を検討する前に血清中の製剤トラフ値を知る必要があるが，現在臨床の現場でそれを測定し得るのは IFX のみである。

■ 各生物学的製剤の要点

現在，TNF 阻害薬（オリジナル製剤）は 5 剤，IL-6 阻害薬は 2 剤，CD80/86 阻害薬は 1 剤発売されている。なお，デノスマブ（抗 RANKL 抗体，プラリア®）は別項に譲る。リツキシマブ（リツキサン®）は本邦では RA に対し未承認であるため割愛している。

I. TNF 阻害薬

TNF 阻害薬として，先発品である 5 剤を簡単に紹介する。非 TNF 阻害薬と比べた場合の特徴として，①MTX 併用の必要性が高いこと，②Treatment Holiday（bDMARDs の休薬）や寛解後の減量についてエビデンスが多いこと，が挙げられる。さらに，③TNF 阻害療法中に抗核抗体の誘導を来す症例があり，その一部の症例やもともと RA 以外の膠原病を合併している場合では，白血球減少や間質性肺炎の増悪を来すケースがあるため注意を要する。なお，適応患者や開始時の注意点は，日本リウマチ学会の RA に

対する TNF 阻害薬使用ガイドライン（2018年8月14日改訂版，https://www.ryumachi-jp.com/info/guideline_TNF.html）を参考にされたい。

a. インフリキシマブ（IFX，レミケード®）

　2003年に本邦で初めて RA に承認された bDMARDs である。初期投与から3回目（開始6週目）までは3mg/kg の投与量であるが，4回目（14週目）以降は6mg/kg の毎月投与，あるいは2カ月おきの投与で10mg/kg までの増量が認められ，活動性により投与量の変更が可能である点が大きな特徴である。実際，速やかに増量すれば血中 TNF-α 濃度が高い患者でも大多数で十分な中和が可能となる（RISING 試験）[5]。また，低疾患活動性（DAS28＜3.2）が24週以上持続した場合，IFX を中止しても1年後にも55%で低疾患活動性が維持される（RRR 試験）[6] ことも特筆すべきである。

　一方 IFX は，TNF 阻害薬として唯一の点滴製剤であり，その可変領域がマウス由来であることから，投与時反応や免疫原性（抗 IFX 抗体＝中和抗体）の誘導が起こりやすい。そのため MTX の併用が原則必要であり，効果不十分のままで3mg/kg を継続したり投与間隔をあけると，抗 IFX 抗体誘導の確率が高まる。最近，IFX の有効血中トラフ濃度（1μg/mL）を超えているかどうかをチェックできるレミチェック Q® が保険収載され，IFX 増量の必要性を検討しやすくなった。

b. エタネルセプト（ETN，エンブレル®）

　ETN はヒト IgG1 の Fc 領域と TNF-R2 の細胞外ドメインのサブユニット2量体からなる融合蛋白で，RA に対し2005年に承認された。抗 TNF-α 抗体製剤と異なり，膜結合型 TNF-α を発現する細胞における補体依存性細胞傷害活性（CDC）や reverse signaling によるアポトーシスが認められない。一方，TNF-β（lymphotoxin α）も抑制しうる[7]。

　特筆すべきは，他の TNF 阻害薬に比して免疫原性（抗 ETN 抗体）の誘導が乏しく，仮に誘導されたとしても中和活性がない点で，薬剤継続率が高い。また，中等度疾患活動性の患者に50mg/週を用いて低疾患活動性を達成した後の寛解維持率は，その後25mg/週に減量しても変わりがないことが示されている（PRESERVE 試験）[8]。すなわち目標達成後 ETN は減量を考慮できる。

c. アダリムマブ（ADA，ヒュミラ®）

　ADA はファージディスプレイ法を用いて作成された世界初の抗ヒト型抗 TNF-α 抗体製剤であり，本邦では2008年 RA に対して承認された。特筆すべきは HOPEFUL-1 試験[9] で，罹病期間が6カ月未満で DAS28-ESR が5.1を超え，自己抗体の存在や早期の骨びらんなど関節破壊危険因子を有する場合，「MTX などの前治療がなくても」MTX との併用で保険上（およびガイドライン上）ADA の導入が認められている。これは他の抗 TNF 抗体製剤にはない使用法である。また，寛解が達成・維持された症例で MTX を残し ADA を高率に休薬できる可能性を示した HONOR 試験[10]，HOPEFUL-3 試験[11] も重要である。

　一方，ADA は完全ヒト型の製剤でありながら免疫原性が決して低くない。MTX 併用下で ADA 40mg 隔週投与が標準的であるが，疾患活動性の高い急性期にはやたらと投与間隔をあけることをせず，中等量以上の MTX（8mg/週〜）併用が望ましい。

d. ゴリムマブ（GLM，シンポニー®）

　GLM は本邦で4番目の TNF 阻害薬として2011年に承認された。トランスジェニッ

ク法で作成されたためTNF-αに対する親和性が強く，4週間おきの投与である（MTX効果不十分例に対してGLM 50mgの追加投与が一般的）。特筆すべきエビデンスとしては，①本邦のGO-MONO試験[12]と，②海外のGO-AFTER試験[13]であろう。①では，MTX非併用（RA患者の30%程度）における有用性を報告しており，プラセボに比しGLM 50mgでも24週におけるACR20達成率は上回っていたが，50mgと100mg投与群でその達成率に明らかな差があり，またTotal Sharp Scoreでは100mgでのみプラセボとの有意差を認めた。そのため，本邦においてMTX非併用例では100mgのみ保険適用となっている。また②では，過去に用いたTNF阻害薬が2剤以内であればGLMの有効性が認められることを多数例で報告したもので，5年間効果が継続することも確認されている。これらはGLMがTNF阻害薬でありながら，免疫原性が比較的低いことと関連する。また，高疾患活動性や炎症反応が高い症例ではMTX + GLM 100mgの有効性が示され（GO-FORTH試験）[14]，保険上も導入時よりきわめて強力なTNF阻害療法が行える点も特徴である。

e. セルトリズマブ ペゴル（CZP，シムジア®）

CZPはTNF-αに反応するFab'断片にポリエチレングリコール（PEG）を結合させたbDMARDsであり，膜型と可溶型TNF-αに対する中和活性を有する。2012年RAに対して承認されたが，特筆すべきエビデンスはC-OPERA試験[15]であろう。MTX未治療かつ関節予後不良因子を複数有する早期RA患者に対するMTX投与下での有用性を調べたものであり，対象者は全例抗CCP抗体が「高力価（正常上限の3倍を超える）」陽性である。MTXは急速増量法のプロトコールに沿っており，現在の専門医治療に即した試験となっている。MTX単独治療に比し，CZP併用（開始月は400mg 2週おきのloading dose，その後は毎月400mg）で早期から有意に疾患活動性を低下させたことから，非高齢で合併症が少ない同様の患者にはCZPを推奨しうるエビデンスとして重要である。

もう一つの特徴は，妊娠・授乳中に対する安全性である。CZPは胎盤透過性が乏しく，児におけるCZPの血中濃度はほとんどの場合，検出感度未満である。このため，英国リウマチ学会のガイドラインにおいて，CZPは「妊娠・授乳中の関節リウマチ患者で最も広く使用できるTNF阻害薬」とされ[16]，妊娠可能な女性（Women of Child Bearing Age: WoCBA）に対して朗報である。

2. IL-6 シグナル遮断薬

a. トシリズマブ（TCZ，アクテムラ®）

TCZは，2008年にRA治療薬として承認されたヒト化抗ヒトIL-6レセプターモノクローナル抗体製剤である。点滴製剤（8mg/kg/月）と皮下注射製剤（162mg隔週）が使用できる。皮下注射製剤の隔週投与で効果不十分例（高体重の場合が多い）があり，その場合は毎週投与も許容されている。

特筆すべき特徴は，MTXが使用できない場合，他のbDMARDsより推奨されること[4]，（ヘプシジン依存性の炎症性）貧血を改善できること[17]，が挙げられる。CRPや赤沈値など，炎症反応の低下と臨床的有効性との乖離がしばしば認められることには留意する。TCZ使用中では，感染症併発時でも自他覚症状や炎症反応が陰性となる可能性がある。皮下注射製剤ではIgE型抗TCZ抗体が認められたが，臨床的意義は乏

しい。TCZはIL-6産生を直接抑制するわけではないため，疾患活動性が十分に制御されていない患者では投薬中断による再燃が高頻度である点に注意する。

b. サリルマブ（SAR，ケブザラ®）

SARは2017年に承認された完全ヒト型抗ヒトIL-6レセプターモノクローナル抗体製剤である。MTXで効果不十分な活動性RAに対するMTX併用下での有効性（KAKEHASI試験），MTX以外のcsDMARD併用下あるいはSAR単独療法の有用性（HARUKA試験）が本邦で行われている。通常200mgの隔週投与で開始するが，好中球減少や肝機能障害が認められた場合には150mgへ減量する。200mg隔週投与により高体重でも製剤濃度が高くなることが確認されているが，まだ本邦における実臨床データが乏しいため，TNF阻害薬やTCZとの使い分けは今後の課題である。

なお，これらIL-6シグナル遮断薬における使用上の注意点は，日本リウマチ学会のRAに対するIL-6阻害薬使用ガイドライン（2018年8月14日改訂版，https://www.ryumachi-jp.com/info/guideline_IL-6.html）を参考にされたい。

3. CD80/86阻害薬

a. アバタセプト（ABT，オレンシア®）

ABTは，抗原提示細胞の共刺激分子であるCD80/86（B7-1/7-2）分子と結合するCTLA4の細胞外部分とIgGのFc部分とを結合させた融合蛋白である。RAに対して2010年点滴製剤，2013年には皮下注射製剤が承認された。ABTの臨床的特徴として，安全性，特に感染症のリスクが低いことが挙げられる。また，ABTはCD80/86を発現する破骨細胞に働き，トリプトファン分解酵素であるindoleamin 2,3-dioxigenase（IDO）を誘導し，破骨前駆細胞が破骨細胞に分化増殖することを抑制するため，TNF阻害薬とは一部異なる機序で骨破壊を抑制する[18]。MTX併用下の早期RA患者において，ADAとのhead-to-head試験でほぼ同様の有効性を示したが，抗CCP抗体が超高力価例ではそれ以外の症例に比し特に開始2年後のSDAI寛解率が高頻度であった（AMPLE試験）[19]。また本邦において，65歳以上の高齢者ではABT開始時の抗CCP抗体陽性が24週後の持続寛解の予測因子となる（ABROAD試験）[20]。

なお，使用上の注意点は，日本リウマチ学会のRAに対するアバタセプト使用ガイドライン（2017年3月21日改訂版，https://www.ryumachi-jp.com/info/guideline_ABT.html）を参考にされたい。

■ 安全性における注意点

副作用の詳細については別項に譲るが，bDMARDs（特にTNF阻害薬）では潜在性結核の再活性化に注意が必要である。潜在性結核患者でbDMARDsを使用するときにはイスコチンを併用すべきであるが，糖尿病など再活性化のリスク因子が他にもあるときには9カ月継続が望ましい。中途半端な治療をすると再活性化が起こりうる。

また，ニューモシスチス肺炎の発症リスク因子はIFXで本邦からの報告がある（図3）[21]。細菌性肺炎には常に注意すべきであるが，全例調査から，感染症のリスク因子として

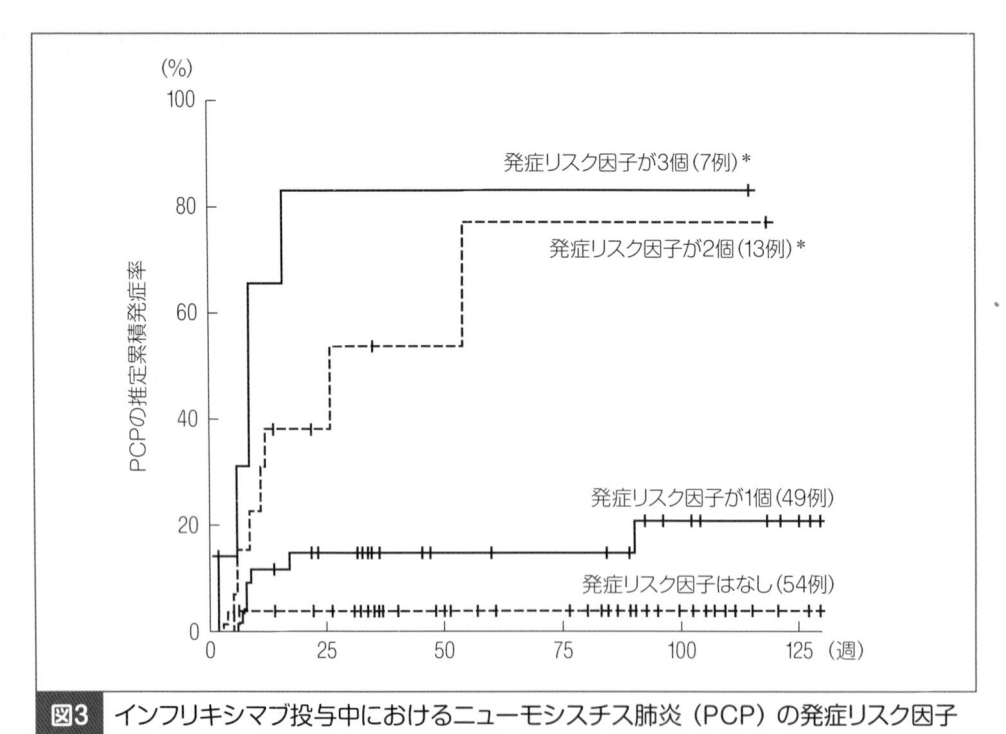

図3 インフリキシマブ投与中におけるニューモシスチス肺炎（PCP）の発症リスク因子

65 歳以上，肺疾患の合併，プレドニゾロン 6mg/ 日以上内服の 3 つが抽出され，それらが重なることでさらに発症リスクが高まるため，2 つ以上有する場合には ST 合剤などの併用を考慮するべきである。

（文献 21 より改変引用）

高齢，既存の肺合併症（間質性肺炎含む），ステロイドの使用，糖尿病の合併，stage あるいは class Ⅲ 以上などが抽出されていることに留意する（薬剤により多少異なるため，各薬剤の使用ガイドラインを参照）。

おわりに

日本リウマチ学会が策定した『関節リウマチ診療ガイドライン 2014』の治療原則にあるように，リウマチ専門医はその効果や副作用のみでなく「医療費的な負担」を考えて治療に当たらなければならない。したがって，今回概説した bDMARDs は，「適切な患者に」「適切なタイミングで」「適切な量を」使用することが重要である。今後，個人および社会経済的負担を考慮し，バイオシミラーも広く使用されるであろう。一方，医学的に，目前の患者に対してどの bDMARDs が最も適切かを判断するバイオマーカーは存在しないため，患者との協働的意思決定により選択するのが一般的であるが，その際 bDMARDs それぞれの特徴を理解しておくことは，リウマチ医にとっては必要である。

■ 文献

1) Smolen JS et al: Radiographic changes in rheumatoid arthritis patients attaining different disease activity states with methotrexate monotherapy and infliximab plus methotrexate: the impacts of remission and tumour necrosis factor blockade. Ann Rheum Dis 68: 823-827, 2009

2) Greenberg JD et al: Tumour necrosis factor antagonist use and associated risk reduction of cardiovascular events among patients with rheumatoid arthritis. Ann Rheum Dis 70: 576-582, 2011

3) Kuroda T et al: Treatment with biologic agents improves the prognosis of patients with rheumatoid arthritis and amyloidosis. J Rheumatol 39: 1348-1354, 2012

4) Smolen JS et al: EULAR recommendations for the management of rheumatoid arthritis with synthetic and biological disease-modifying antirheumatic drugs: 2016 update. Ann Rheum Dis 76: 960-977, 2017

5) Takeuchi T et al: Baseline tumour necrosis factor alpha levels predict the necessity for dose escalation of infliximab therapy in patients with rheumatoid arthritis. Ann Rheum Dis 70: 1208-1215, 2011

6) Tanaka Y et al: Discontinuation of infliximab after attaining low disease activity in patients with rheumatoid arthritis: RRR (remission induction by Remicade in RA) study. Ann Rheum Dis 69: 1286-1291, 2010

7) Buch MH et al: True infliximab resistance in rheumatoid arthritis: a role for lymphotoxin alpha? Ann Rheum Dis 63: 1344-1346, 2004

8) Smolen JS et al: Maintenance, reduction, or withdrawal of etanercept after treatment with etanercept and methotrexate in patients with moderate rheumatoid arthritis (PRESERVE): a randomized controlled trial. Lancet 381: 918-929, 2013

9) Takeuchi T et al: Adalimumab, a human anti-TNF monoclonal antibody, outcome study for the prevention of joint damage in Japanese patients with early rheumatoid arthritis: the HOPEFUL 1 study. Ann Rheum Dis 73: 536-543, 2014

10) Tanaka Y et al: Discontinuation of adalimumab after achieving remission in patients with established rheumatoid arthritis: 1-year outcome of the HONOR study. Ann Rheum Dis 74: 389-395, 2015

11) Tanaka Y et al: Low disease activity for up to 3 years after adalimumab discontinuation in patients with early rheumatoid arthritis: 2-year results of the HOPEFUL-3 Study. Arthritis Res Ther 19: 56, 2017

12) Takeuchi T et al: Golimumab monotherapy in Japanese patients with active rheumatoid arthritis despite prior treatment with disease-modifying antirheumatic drugs: results of the phase 2/3, multicentre, randomised, double-blind, placebo-controlled GO-MONO study through 24 weeks. Ann Rheum Dis 72: 1488-1495, 2013

13) Smolen JS et al, for the GO-AFTER study investigators: Golimumab in patients with active rheumatoid arthritis after treatment with tumour necrosis factor alpha inhibitors (GO-AFTER study): a multicentre, randomised, double-blind, placebo-controlled, phase III trial. Lancet 374: 210-221, 2009

14) Tanaka Y et al: Golimumab in combination with methotrexate in Japanese patients with active rheumatoid arthritis: results of the GO-FORTH study. Ann Rheum Dis 71: 817–824, 2012

15) Atsumi T et al: The first double-blind, randomised, parallel-group certolizumab pegol study in methotrexate-naive early rheumatoid arthritis patients with poor prognostic factors, C-OPERA, shows inhibition of radiographic progression. Ann Rheum Dis 75: 75-83, 2016

16) Flint J et al: BSR and BHPR guideline on prescribing drugs in pregnancy and breastfeeding-Part I: standard and biologic disease modifying anti-rheumatic drugs and corticosteroids. Rheumatology (Oxford) 55: 1693-1697, 2016

17) Hashimoto M et al: Increase of hemoglobin levels by anti-IL-6 receptor antibody (tocilizumab) in rheumatoid arthritis. PLoS One 9: e98202, 2014

18) Bozec A et al: T cell costimulation molecules CD80/86 inhibit osteoclast differentiation by Inducing the IDO/tryptophan pathway. Sci Transl Med 6: 235ra60, 2014

19) Sokolove J et al: Impact of baseline anti-cyclic citrullinated peptide-2 antibody concentration on efficacy outcomes following treatment with subcutaneous abatacept or adalimumab: 2-year results from the AMPLE trial. Ann Rheum Dis 75: 709-714, 2016

20) Sekiguchi M et al: Differences in Predictive Factors for Sustained Clinical Remission with Abatacept Between Younger and Elderly Patients with Biologic-naive Rheumatoid Arthritis: Results from the ABROAD Study. J Rheumatol 43: 1974-1983, 2016

21) Harigai M et al: Pneumocystis pneumonia associated with infliximab in Japan. N Engl J Med 357: 1874-1876, 2007

JAK阻害薬

森信 暁雄

■ 薬理作用

　Janus kinase（JAK）阻害薬は，分子標的型合成抗リウマチ薬である。経口投与が可能な低分子化合物であり，細胞内に移行してJAKの活性を阻害することにより抗リウマチ作用を示す。本邦では2012年にトファシチニブ（ゼルヤンツ®）が，2017年にバリシチニブ（オルミエント®）が承認され発売されている。

　サイトカインは，その構造や受容体の構造により分類される（**表1**）。IL（interleukin）-2，IL-6，IFN（interferon）-α，IL-12/23，エリスロポエチン，GM-CSF（granulocyte macrophage colony stimulating factor）などのサイトカインは，クラスⅠ，クラスⅡのサイトカインに分類される。TNF（tumor necrosis factor）-α，IL-17，IL-1などは異なるグループに属するサイトカインであり，JAKはクラスⅠ，クラスⅡのサイトカインのシグナル伝達に関与している分子である。クラスⅠ，クラスⅡのサイトカインが結合すると，サイトカイン受容体の細胞内部分がJAKを活性化する。活性化したJAKはSTAT（signal transducer and activator of transcription）分子を活性化する。活性化されたSTAT分子は核内に移行し遺伝子の発現に関わる。

　JAK阻害薬は，JAKのATP結合部位に競合的に結合してJAKの酵素活性を抑制することにより，サイトカインのシグナル伝達を抑制し，サイトカインの働きを抑える

表1 サイトカインの分類

サイトカインファミリー	サイトカイン
Class Ⅰ	IL-2, IL-4, IL-7, IL-15, IL-21 IL-3, IL-5, GM-CSF, EPO, TPO, IL-6, IL-11, LIF, OSM, IL-12, IL-23, IL-27, 他
Class Ⅱ	IFN-α・β・γ, IL-10, IL-20, IL-22, 他
チロシンキナーゼ型受容体	EGF, PDGF, FGF, M-CSF, 他
TNFファミリー	TNF-α・β, FasL, CD40L, OX40L, RANKL, 他
IL-1ファミリー	IL-1α・β, IL-18 他
IL-17ファミリー	IL-17, IL-25, 他
ケモカイン	IL-8, 他

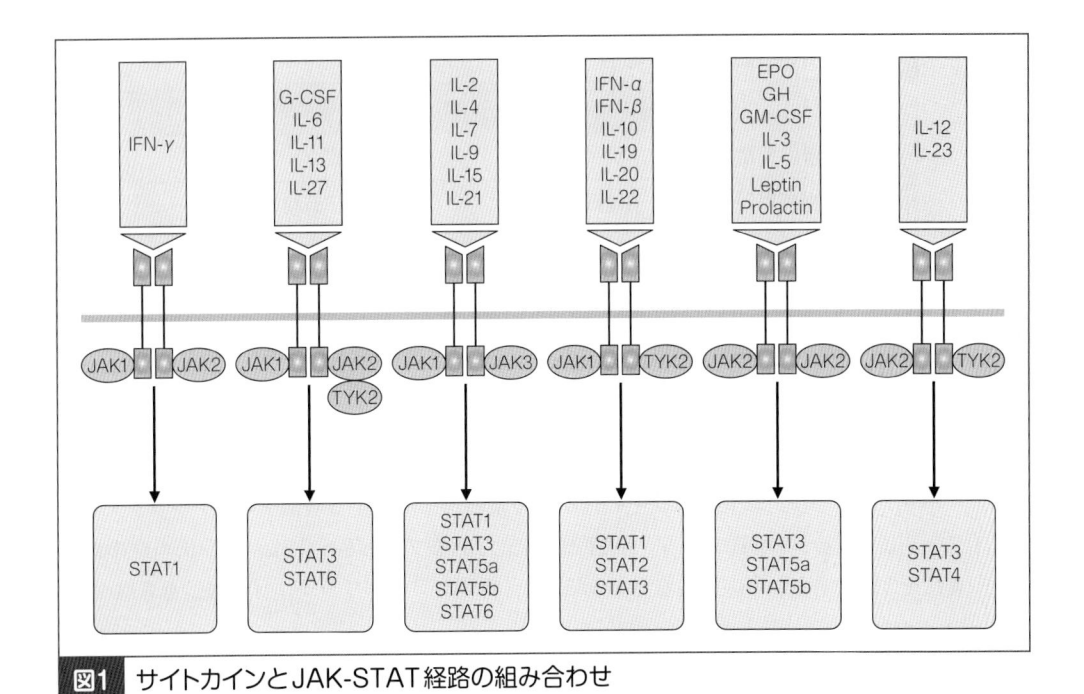

図1 サイトカインとJAK-STAT経路の組み合わせ

薬剤である。一方でTNF-αやIL-17などのシグナル伝達経路はJAKが関わらないので，このようなサイトカインの作用は抑制しない。TNF阻害薬はTNFのみを，IL-6阻害薬はIL-6のみを強く阻害するが，JAK阻害薬は複数のサイトカインの作用を同時に抑制する。すなわち，JAK阻害薬は生物学的製剤とは全く異なる機序を持ち，抑制するサイトカインの範囲も異なることが特徴である。

　JAKには，JAK1，JAK2，JAK3，TYK2の4種類がある。各サイトカイン受容体に結合するJAKの組み合わせは決まっている（**図1**）[1]。4つあるJAKのうちどれをより強く抑えるかによって，作用や副作用が異なる可能性がある。トファシチニブは主にJAK1とJAK3に対する阻害薬であり，バリシチニブはJAK1とJAK2を阻害する。現在，JAK1選択的阻害薬やJAK3選択的阻害薬が治験中である。しかしながら，JAK阻害活性の違いと臨床的な効果の関連はまだまだ不明点が多い。

■ 代謝経路

　トファシチニブ，バリシチニブともに消化管から効率よく吸収される。トファシチニブの方が血中半減期は短く，1日2回投与となっている。主として腎から排泄される薬剤である（**表2**）[2,3]ため，腎機能低の低下している患者では用量に注意する。バリシチニブは，eGFR（推定糸球体濾過量）が60mL/分/1.73m^{2}未満の患者では1日2mg投与に減量し，30mL/分/1.73m^{2}未満の場合には投与しない。両薬剤ともCYP3A4で代謝されるため，CYP3A阻害薬（ケトコナゾール，フルコナゾールなど）では血中濃度上昇の可能性があり，CYP3A誘導薬（リファンピシンなど）では血中濃度低下

表2	JAK阻害薬の体内動態	
	トファシチニブ	バリシチニブ
最高血中濃度到達時間	45分	1時間
血中濃度半減期	3時間	6〜7時間（単回投与）
バイオアベイラビリティー	75%	80%
排泄経路	尿中80%　糞便中14%	尿中75%　糞便中20%
代謝	CYP3A4	CYP3A4

の可能性がある。

　バリシチニブは，薬物およびその代謝物の膜輸送に関与する有機アニオントランスポーター3（OAT3）の基質である。OAT3阻害薬であるプロベネシドはバリシチニブの血中濃度を2倍にするため併用注意となっており，併用時にはバリシチニブの減量を考慮する。

■ 適応と適正使用

　適応は，「既存治療で効果不十分な関節リウマチ」である。具体的には，過去の治療においてメトトレキサート（MTX）をはじめとする少なくとも1剤の抗リウマチ薬等による適切な治療を行っても，疾患に起因する明らかな症状が残る場合に使用する。

　日本リウマチ学会から，全例市販後調査のためのトファシチニブ使用ガイドライン[4]，バリシチニブ使用ガイドライン[5]が発表されている。ガイドラインでは「過去の治療において，MTX 8mg/週を超える用量を3カ月以上継続投与してもコントロール不良の関節リウマチ患者。現時点において安全性の観点からMTXを投与できない患者（感染症リスクの高い患者，腎機能障害・間質性肺炎のためMTXを投与できない患者など）は原則として対象としないことが望ましい。コントロール不良とは，疼痛関節6関節以上，腫脹関節6関節以上，CRP 2.0mg/dL以上あるいはESR 28mm/hr以上，であり，上記3項目を満たさない患者においても，DAS28-ESR，SDAI，CDAIで中等度疾患活動性以上のいずれかを認める場合も使用を考慮する」と記載されている。本薬剤は新しい作用機序の薬剤であり，市販後調査により薬剤情報を蓄積することが重要であるため，ガイドラインに沿った使用が望まれる。

　さらに，「日和見感染に対する安全性を配慮して以下の3項目を満たすことが強く推奨される。①末梢血白血球 4000/mm^{3}以上，②末梢血リンパ球 1000/mm^{3}以上，③血中 β-D-グルカン陰性」とガイドラインに記載されている。JAK阻害薬の使用にあたっては，

　① 感染症の発現に注意すること

　② 投与前に，結核の有無を確認すること

　③ B型肝炎ウイルスの感染の有無を確認すること

　④ 投与中の妊娠，授乳は避けること

⑤ 血球の減少に注意すること
などが必要である。

■ 本薬剤の位置付け

　JAK阻害薬は，日本リウマチ学会の『関節リウマチ診療ガイドライン2014』では生物学的製剤が奏効しない場合の治療選択肢として推奨されているが，欧州リウマチ学会（EULAR）レコメンデーション，米国リウマチ学会ガイドラインでは生物学的製剤と並列の位置付けである。EULARレコメンデーションでは，MTXが使用困難な症例ではTNF阻害薬やアバタセプトに比べて優位性があるとされているが，本邦の市販後調査ではMTX併用が必須である。

　以上をまとめると，8mg/週超のMTXを使用しても疾患活動性が高い患者に使用すべきである。この場合，MTXとの併用が望ましいと考える。

■ JAK阻害薬の効果

　代表的な試験を**表3**[6-14]に示す。デザインや主要評価項目は若干異なるが，いずれも良好な成績を示している。

　RA-BEAM試験，ORAL Standard試験からは，MTXで効果不十分例へのJAK阻害薬追加投与で有効であることが示された。

　RA-BEACON試験，ORAL Step試験からは，TNF阻害薬で効果不十分例に対してもJAK阻害薬への切り替えで有効であることが示された。

　ORAL Start 試験，ORAL Solo試験，RA-BIGIN試験からは，JAK阻害薬単剤でMTXよりも有効であることが示された。本邦ではガイドラインに則り，MTXとの併用が望ましい。

　RA-BEAM試験，ORAL Strategyでは，トファシチニブ5mg bid + MTX，バリシチニブ4mg + MTXは，それぞれアダリムマブ（ヒュミラ®）40mg/2週 + MTXによる治療に対して非劣性であることを証明した。

　以上のように，JAK阻害薬の有効性は様々な臨床試験で証明されている。EULARレコメンデーションでも，生物学的製剤と同等の位置付けであり，MTXや生物学的製剤で効果不十分な例に有効である。また，経口剤を好む患者には適している。

表3 JAK阻害薬の臨床試験

試験名	対象	プロトコール	評価項目（時期）結果
ORAL Standard[6]	MTXで効果不十分	プラセボ + MTX トファシチニブ5mg bid + MTX トファシチニブ10mg bid + MTX （アダリムマブ40mg/2週 + MTX）	ACR20（6カ月） 28.3% vs 51.5% vs 52.6% （vs 47.2%）
ORAL Strategy[7]	MTXで効果不十分	トファシチニブ5mg bid トファシチニブ5mg bid + MTX アダリムマブ40mg/2週 + MTX	ACR50（6カ月） 38% vs 46% vs 44%
ORAL Step[8]	TNF阻害薬で効果不十分	プラセボ + csDMARD トファシチニブ5mg bid + csDMARD トファシチニブ10mg bid + csDMARD	ACR20（3カ月） 24.4% vs 41.7% vs 48.1%
ORAL Solo[9]	csDMARD, bDMARDで効果不十分	プラセボ トファシチニブ5mg bid トファシチニブ10mg bid	ACR20（3カ月） 26.7% vs 59.8% vs 65.7%
ORAL Start[10]	MTX未使用	MTX トファシチニブ5mg bid トファシチニブ10mg bid	ACR70（6カ月） 12.0% vs 25.5% vs 37.7% ACR20（6カ月） 50.5% vs 71.3% vs 76.1%
RA-BEAM[11]	MTXで効果不十分	プラセボ + MTX バリシチニブ4mg + MTX アダリムマブ40mg/2週 + MTX	ACR20（12週） 40% vs 70% vs 61%
RA-BEACON[12]	TNF阻害薬で効果不十分	プラセボ + csDMARD バリシチニブ2mg + csDMARD バリシチニブ4mg + csDMARD	ACR20（12週） 27% vs 49% vs 55%
RA-BUILD[13]	csDMARDで効果不十分	プラセボ + csDMARD バリシチニブ2mg + csDMARD バリシチニブ4mg + csDMARD	ACR20（12週） 39.5% vs 65.9% vs 61.7%
RA-BIGIN[14]	DMARD未使用	MTX バリシチニブ4mg バリシチニブ4mg + MTX	ACR20（24週） 62% vs 77% vs 78%

■ 安全性と副作用

　重大な副作用には，感染症，消化管穿孔，好中球減少・リンパ球減少・ヘモグロビン減少，肝機能障害，間質性肺炎がある。

　重篤な感染症の発生率は，生物学的製剤と同程度である。感染症の疑われる患者，結核既往のある患者，血球減少のある患者，高齢者，腎障害，肝障害を有する患者では十分に注意して投与する。肺炎球菌ワクチン，インフルエンザワクチンは推奨されるが，トファシチニブとMTXの併用は肺炎球菌ワクチンに対する免疫応答を低下させることがある。

　帯状疱疹の発生率は生物学的製剤に比べても高く，特に日本人，韓国人では頻度が高い。その他，高齢者，ステロイド使用がリスクとなる。生ワクチンの接種はMTX

やJAK阻害薬服用中は禁忌である。

　JAK阻害薬投与中に血球減少がみられたら，JAK阻害薬やMTXを減量する。好中球数500/mm^{3}未満，リンパ球数500/mm^{3}未満，ヘモグロビン8g/dL未満に低下した場合は投与禁忌であるので，JAK阻害薬は中止する。

　妊娠中，授乳中の投与は禁忌である。

　腎機能低下者では投与量に注意する。（前述の代謝経路の項参照）

■文献

1) Kelley & Firestein's Textbook of Rheumatology, 10th ed. Elsevier, 2017, p410
2) ゼルヤンツ添付文書
3) オルミエント添付文書
4) 全例市販後調査のためのトファシチニブ使用ガイドライン，日本リウマチ学会，2014
5) 全例市販後調査のためのバリシチニブ使用ガイドライン，日本リウマチ学会，2017
6) van Vollenhoven RF et al: Tofacitinib or adalimumab versus placebo in rheumatoid arthritis. N Engl J Med 367: 508-519, 2012
7) Fleischmann R et al: Efficacy and safety of tofacitinib monotherapy, tofacitinib with methotrexate, and adalimumab with methotrexate in patients with rheumatoid arthritis (ORAL Strategy): a phase 3b/4, double-blind, head-to-head, randomised controlled trial. Lancet 390: 457-468, 2017
8) Burmester GR et al: Tofacitinib (CP-690, 550) in combination with methotrexate in patients with active rheumatoid arthritis with an inadequate response to tumour necrosis factor inhibitors: a randomised phase 3 trial. Lancet 381: 451-460, 2013
9) Fleischmann R et al: Placebo-controlled trial of tofacitinib monotherapy in rheumatoid arthritis. N Engl J Med 367: 495-507, 2012
10) Lee EB et al: Tofacitinib versus methotrexate in rheumatoid arthritis. N Engl J Med 370: 2377-2386, 2014
11) Taylor PC et al: Baricitinib versus Placebo or Adalimumab in Rheumatoid Arthritis. N Engl J Med 376: 652-662, 2017
12) Genovese MC et al: Baricitinib in Patients with Refractory Rheumatoid Arthritis. N Engl J Med 374: 1243-1252, 2016
13) Dougados M et al: Baricitinib in patients with inadequate response or intolerance to conventional synthetic DMARDs: results from the RA-BUILD study. Ann Rheum Dis 76: 88-95, 2017
14) Fleischmann R et al: Baricitinib, Methotrexate, or Combination in Patients With Rheumatoid Arthritis and No or Limited Prior Disease-Modifying Antirheumatic Drug Treatment. Arthritis Rheumatol 69: 506-517, 2017

3

抗リウマチ薬の特徴と適正使用

抗RANKL抗体製剤

狩野 皓平　　藤枝 雄一郎　　渥美 達也

はじめに

　関節リウマチにおいて，骨びらんおよび骨破壊に起因する不可逆的な関節破壊は，関節変形を伴い生活機能を著しく低下させるため，関節破壊の阻止は重要である。破骨細胞の活性化は骨びらんや骨破壊に関わるが，receptor activator of nuclear factor-kappa B ligand（RANKL）とその受容体であるRANKは，破骨細胞の分化・活性化に重要な役割を果たしている[1]。

　デノスマブ（商品名プラリア）はRANKLに特異的に結合する完全ヒト型モノクローナル抗体であり，強力な骨吸収抑制作用を示す。関節リウマチ患者の滑膜組織では，滑膜線維芽細胞やT細胞にRANKLが高度に発現していることが知られており，デノスマブの作用により骨びらんや骨破壊の進行が抑制されることが，海外並びに国内の臨床試験で示されてきた[1,2]。本項では，関節リウマチに伴う関節破壊，骨粗鬆症へのデノスマブの有効性ならびに安全性について概説する。

作用機序

　デノスマブはRANKLに対するヒト型IgG2モノクローナル抗体製剤である。RANKLは腫瘍壊死因子（tumor necrosis factor: TNF）リガンドファミリーに属する破骨細胞の分化を誘導するサイトカインであり，細胞膜結合型と分泌型がある。RANKLの受容体はRANKであり，破骨細胞前駆細胞の細胞膜上に発現している。

　関節リウマチの関節病変部では，増殖した滑膜線維芽細胞のほか，単球やT細胞，B細胞などのリンパ球，肥満細胞や樹状細胞等多数の炎症細胞浸潤がみられる。これらの細胞から産生されるTNF-α，インターロイキン（IL）-1，IL-6，IL-17，M-CSFなどの炎症性サイトカインが，滑膜線維芽細胞や骨芽細胞からのRANKL発現を促進する（図1）[3]。デノスマブはRANKLを阻害することで，関節リウマチにおける骨びらんの原因となる滑膜中の破骨細胞を抑制し，従来の抗リウマチ薬とは異なる機序で関節破壊を抑制する。

　骨組織に親和性の高いビスホスホネート製剤と異なり，血流の分布と同様に分布するため，皮質骨にも広範に作用し，より高い骨吸収抑制効果を示す点が特徴である[4]。

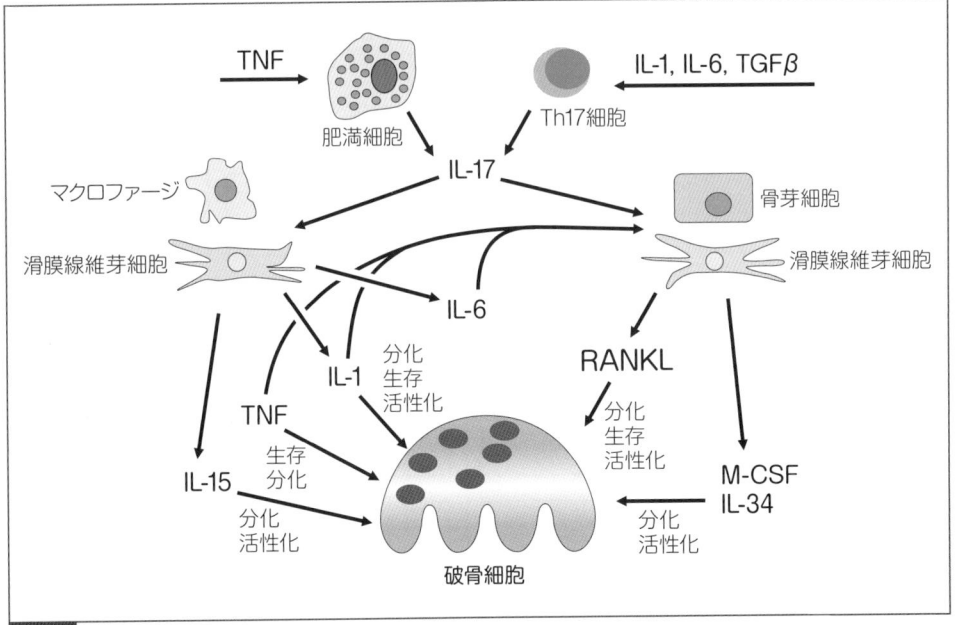

図1 関節リウマチにおけるサイトカインによる破骨細胞の活性化

TNFやIL-1，IL-6，IL-17などの炎症性サイトカインが骨芽細胞や滑膜線維芽細胞におけるRANKLの発現を促進し，破骨細胞の活性化を誘導する。

（文献3より引用改変）

投与法

　本邦では2013年より骨粗鬆症に対して認可され，6カ月に1回60mgの皮下注射を行う。2017年に，関節リウマチに伴う骨びらんの進行抑制に対しての適応拡大が承認された。用法用量は骨粗鬆症と同様だが，6カ月に1回の投与においても関節の単純レントゲン検査で骨びらんの進行が認められる場合には，3カ月に1回の皮下投与へ投与間隔の短縮が認められている。

有効性のエビデンス

　日本人の関節リウマチ患者を対象とした第Ⅱ相二重盲検比較試験（DRIVE試験）で投与12カ月後の関節破壊の進展防止を，modified Total Sharp Score（mTSS）の構成要素である骨びらんスコアにより評価した[1]。デノスマブ60mgを6カ月に1回投与群（Q6M群），3カ月に1回投与群（Q3M群），2カ月に1回投与した群（Q2M群）とプラセボの4群に分けて，有効性を検討した（**図2**）。Q6M群，Q3M群，Q2M群のいずれにおいても，プラセボ群に比べて骨びらんスコアの悪化が有意に抑制された（Q6M群：$p=0.0082$，Q3M群：$p=0.0036$，Q2M群：$p<0.0001$，**図3**）。また，投与後6カ月時点においても，各投与群でプラセボ群に比べて骨びらんスコアは有意に低かった。

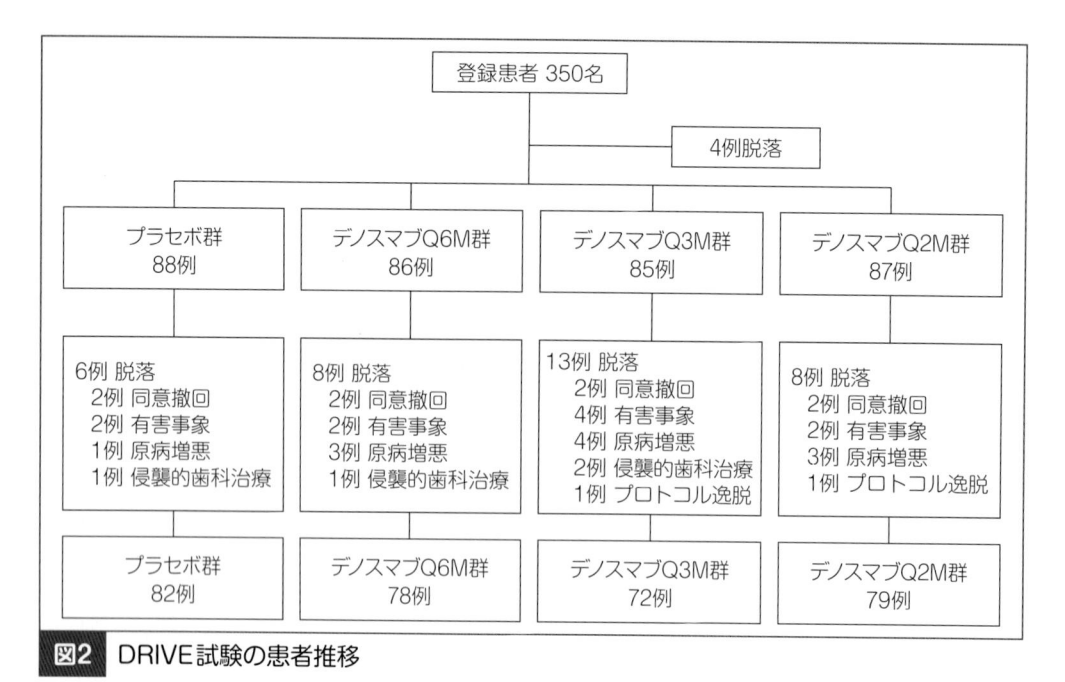

図2 DRIVE試験の患者推移

Q2M：2 カ月毎投与，Q3M：3 カ月毎投与，Q6M：6 カ月毎投与

（文献 1 より引用）

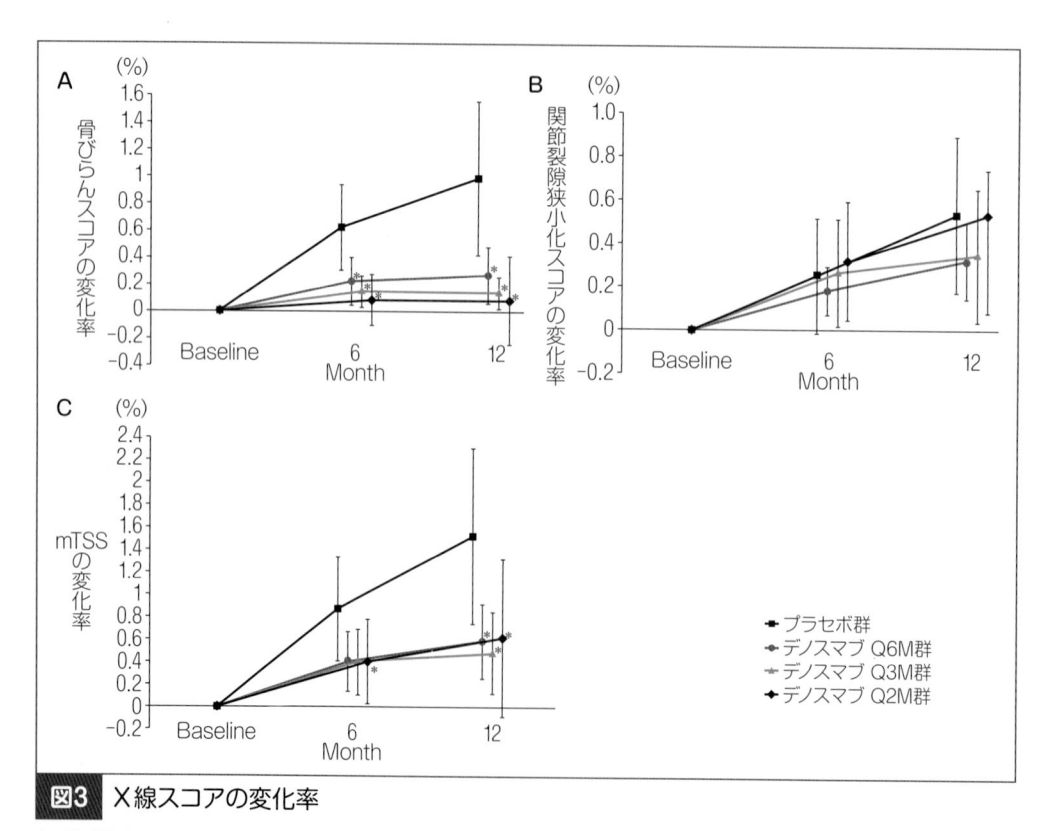

図3 X線スコアの変化率

A：骨びらんスコア，B：関節裂隙狭小化スコア，C：modified Total Sharp Score
*p<0.025 vs プラセボ

（文献 1 より引用）

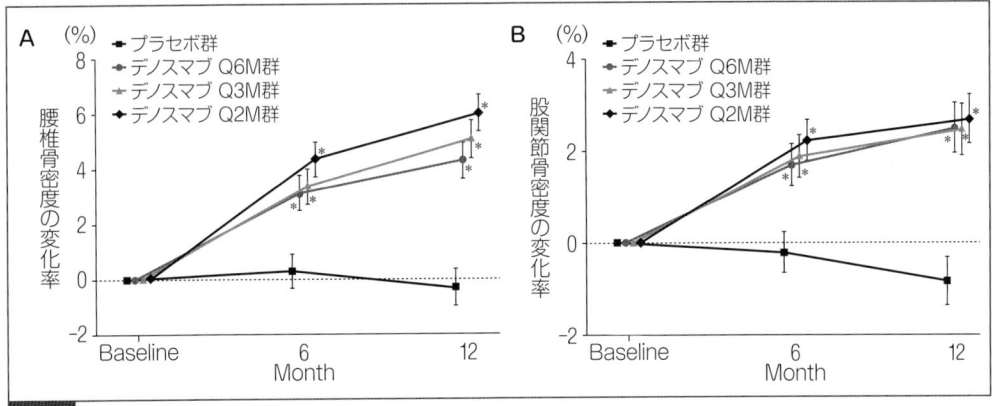

図4 骨密度の変化率

A：腰椎，B：股関節
*p＜0.0001 vs プラセボ

（文献1より引用）

mTSSについても各投与群でプラセボ群と比較して有意に低かったが，関節裂隙狭小化スコアに関しては各投与群とプラセボ群で有意差はなく，デノスマブは主に骨びらんスコアの悪化を抑制することが示された。

また，6カ月後および12カ月後の腰椎・股関節の骨密度に関しては，各デノスマブ投与群においてプラセボ群と比較し，有意に上昇していた（各群：p＜0.0001，**図4**）。

一方，米国リウマチ学会（ACR）が作成した関節リウマチの治療有効性基準であるACR20/50/70改善率（ACR20は腫脹・圧痛関節数が20％以上改善し，さらに複数の項目で20％以上の改善を満たす場合に判定される。ACR50，ACR70も同様に定義される）は，12カ月後のQ2M群，6カ月後のQ2M群，Q3M群におけるACR20改善率を除き，プラセボ群と明らかな差は認められなかった。

以上より，デノスマブは関節リウマチの疾患活動性の制御には無効だが，骨びらん進行や骨粗鬆症に対して有効であることが示された。

■ 安全性のエビデンス

骨粗鬆症患者を対象とした国内第Ⅲ相臨床試験において，18.0％に副作用が認められた。主なものは，低カルシウム（Ca）血症（0.8％），背部痛（0.8％），γ-GTP上昇（0.8％），高血圧（0.8％），湿疹（0.7％），関節痛（0.6％）等であった。重大な副作用は低カルシウム血症，顎骨壊死・顎骨骨髄炎，アナフィラキシー，大腿骨転子下および近位大腿骨骨幹部の非定型骨折等が報告されている。また，デノスマブを中断すると急激に骨脆弱化が進行し，多椎体に骨折を生じる危険性が2016年に報告された[5,6]。

DRIVE試験では，非定型骨折や顎骨壊死の発症はなかったが，Q3M群で無症候性の軽度の低Ca血症が認められた。また，全体的に軽度のCa濃度の低下はあり，Q6M群では6カ月後，12カ月後の時点でベースラインに回復したが，Q2M群，Q3M群では，6カ月後，12カ月後の時点でもベースラインよりもやや低値で推移した。その他の有

害事象に関しては，プラセボ群も含めた投与群間で明らかな差は認めなかった[1]。

　以下，主な副作用への対応について記載する。

1. 低カルシウム（Ca）血症

　デノスマブ投与開始前には必ず血清Ca値を確認し，血清補正Ca値が高値でない限り，CaおよびビタミンDの経口補充を行う。投与開始後も定期的に血清Ca値を測定し，血清補正Ca値の変動や，痙攣，しびれ，失見当識等の症状に注意する必要がある。

　デノスマブ使用中は，沈降炭酸Ca・コレカルシフェロール・炭酸マグネシウム（商品名デノタスチュアブル配合錠）の併用が可能である。既に活性型ビタミンDを使用している患者や腎機能障害のある患者においては，適宜Ca投与の必要性を判断する。

　デノスマブは腎機能に応じた用量調整は不要だが，重度の腎機能障害患者では低Ca血症の発症頻度が高かったとする報告もあり[7]，慎重な血清Ca値のモニタリングが望ましい。

2. 顎骨壊死

　デノスマブは半減期が1カ月前後と短く，ビスホスホネートのように骨に沈着・残留しないなどの違いがあることなどから[8]，顎骨壊死を発症しないと期待されていたが，ビスホスホネートによる治療を受けている患者とほぼ同じ頻度で顎骨壊死が発生することが判明した[9]。

　顎骨壊死のリスク因子としては，抜歯やインプラントの埋入などの骨への侵襲的な歯科治療，口腔衛生状態の不良，悪性腫瘍，化学療法，血管新生阻害薬，ステロイド治療等が知られている[10]。本剤の投与開始前は口腔内の管理状態を確認し，必要に応じて適切な歯科検査を受け，侵襲的な歯科処置をできる限り済ませるよう患者に指導することが望ましい。

　2017年の顎骨壊死検討委員会のポジションペーパーでは，本剤投与中に歯科治療が必要になった際には休薬は行わずに，治療前の徹底した感染予防を行った上で保存的治療を行うことが推奨されている。やむを得ず侵襲的歯科治療を行う際は，デノスマブの血中半減期が1カ月であることを考慮した治療時期の検討が望ましい[10]。

3. 中止後の多発性椎体骨折

　デノスマブ投与は強力にリモデリングを制御するため，骨代謝が静止し骨の微細損傷が蓄積する危険性が指摘されており[6]，デノスマブを中止することにより，一過性の骨吸収亢進が生じる[11]ことが骨折の原因と考えられている。これは，中止後も骨に沈着・残留して効果が持続するビスホスホネートと異なる点である。

　骨粗鬆症患者を対象とした海外第Ⅲ相試験（FREEDOM試験）[12]およびその延長試験において，デノスマブ中止後の椎体骨折発症率として，多発性椎体骨折を起こした患者の割合はデノスマブ群（60.7%）でプラセボ群（38.7%）より高かった。これらの結果を受け，厚生労働省の指示により，2017年4月に添付文書の「重大な副作用」の項に「治療中止後の多発性椎体骨折」が追記された。

　デノスマブの投与を中止する際には，骨密度のモニタリングを行うとともに，ビスホスホネート製剤への切り替えを行うなどの対応を考慮すべきである。

おわりに

　関節リウマチ患者は，ステロイドの投与，関節破壊や変形に伴う不動，閉経や加齢などの様々な要因で全身性骨粗鬆症が進行する。デノスマブは全身性骨粗鬆症を抑制するとともに，関節破壊・変形の進行も抑制できる。一方で関節リウマチの炎症の制御に対しては無効であり，本剤は従来のDMARDs（疾患修飾性抗リウマチ薬）による治療の補助として位置付けられる。DMARDsの使用による関節炎のコントロールにもかかわらず，関節の構造破壊が抑制できない症例に対して，本剤はよい適応である。

■ 文 献

1) Takeuchi T et al: Effect of denosumab on Japanese patients with rheumatoid arthritis: a dose-response study of AMG 162 (Denosumab) in patients with RheumatoId arthritis on methotrexate to Validate inhibitory effect on bone Erosion (DRIVE)-a 12-month, multicentre, randomised, double-blind, placebo-controlled, phase II clinical trial. Ann Rheum Dis 75: 983-990, 2016

2) Cohen SB et al: Denosumab treatment effects on structural damage, bone mineral density, and bone turnover in rheumatoid arthritis: a twelve-month, multicenter, randomized, double-blind, placebo-controlled, phase II clinical trial. Arthritis Rheum 58: 1299-1309, 2008

3) Braun T, Zwerina J: Positive regulators of osteoclastogenesis and bone resorption in rheumatoid arthritis. Arthritis Res Ther 13: 235, 2011

4) Zebaze RM et al: Differing effects of denosumab and alendronate on cortical and trabecular bone. Bone 59: 173-179, 2014

5) Aubry-Rozier B et al: Severe spontaneous vertebral fractures after denosumab discontinuation: three case reports. Osteoporos Int 27: 1923-1925, 2016

6) Popp AW et al: Rebound-associated vertebral fractures after discontinuation of denosumab-from clinic and biomechanics. Osteoporos Int 27: 1917-1921, 2016

7) Block GA et al: A single-dose study of denosumab in patients with various degrees of renal impairment. J Bone Miner Res 27: 1471-1479, 2012

8) Baron R et al: Denosumab and bisphosphonates: different mechanisms of action and effects. Bone 48: 677-692, 2011

9) Saad F et al: Incidence, risk factors, and outcomes of osteonecrosis of the jaw: integrated analysis from three blinded active-controlled phase III trials in cancer patients with bone metastases. Ann Oncol 23: 1341-1347, 2012

10) Yoneda T et al: Antiresorptive agent-related osteonecrosis of the jaw: Position Paper 2017 of the Japanese Allied Committee on Osteonecrosis of the Jaw. J Bone Miner Metab 35: 6-19, 2017

11) Bone HG et al: Effects of denosumab treatment and discontinuation on bone mineral density and bone turnover markers in postmenopausal women with low bone mass. J Clin Endocrinol Metab 96: 972-980, 2011

12) Cummings SR et al: Denosumab for prevention of fractures in postmenopausal women with osteoporosis. N Engl J Med 361: 756-765, 2009

小児のリウマチ

秋岡 親司 　　南雲 治夫

はじめに

　「小児のリウマチ」は，関節リウマチ（RA）の子供版ではない。小児期に認められる6週間以上続く原因不明の慢性の関節炎，すべてが含まれる。RAも乾癬性関節炎（PsA）も脊椎関節炎（SpA）も反応性関節炎も成人発症スチル病も，16歳の誕生日以前に発症すれば「小児のリウマチ」であり，若年性特発性関節炎（JIA）である。

　多様な病態の集合体を治療するには，病態を基にした病型の理解が必要である[1]。病型は，発症時の表現型から，①全身型，②少関節型，③多関節型リウマトイド因子（RF）陰性，④多関節型RF陽性，⑤乾癬性関節炎型，⑥付着部炎関連関節炎型，⑦未分類関節炎型（①〜⑥のいずれにも該当しないか複数に該当する場合）に分類する。病型が異なれば治療法も予後も異なる。的確な病型分類が治療の第一歩である。

■ JIAの病型と治療選択

　JIAにも生物学的製剤によるパラダイムシフトが起き，寛解や最小疾患活動性を目指したTreat-to-Target[2]の考え方が提唱された。無治療寛解および治癒が期待できる疾患であることを認識して，生物学的製剤の適正使用を考える[3]。

I. ①全身型

　成人発症スチル病の小児例に相当し，発熱等の全身炎症と関節炎を特徴とする。関節炎は，関節滑膜炎，腱鞘滑膜炎，付着部炎など②〜⑥に類似した病像を示す。7割の症例が後遺症なく5年以内に無治療寛解に至る予後の良い病型であり，ステロイド依存や生物学的製剤の濫用に気をつける[4]。

　治療は全身炎症の沈静化と関節炎の制御である[5]。前者は寛解導入と維持に分けて考える。寛解導入薬では，ファーストラインとしてステロイド，セカンドラインとしてシクロスポリン（CsA）の追加，サードラインとして生物学的製剤を使う（**表1**）。米国リウマチ学会は非ステロイド抗炎症薬（NSAIDs）をファーストラインとするが，アレルギーやマクロファージ活性化症候群（MAS）の誘発のリスクから初期には用いない。維持にもステロイド，CsA，生物学的製剤を用いるが，投与法や位置付けは異なる。

　寛解導入では，ステロイドのパルス療法〔メチルプレドニゾロン（mPSL）30mg/

kg（最大用量1000mg）3日間連日点滴 + プレドニゾロン（PSL）1～2mg/kg 4日間内服〕を3～4回行う。解熱しない等，効果不十分の場合は，速やかにCsA持続輸注を追加する。血中濃度は1000～1200ng/mLで管理する。パルス + CsA持続輸注で改善がない場合やMASの併発を疑う場合は，速やかに血漿交換を併用する。解熱かつフェリチン等，マーカーの改善を認めたら，ステロイドやCsAは経口投与に切り替える。CsAは分2投与でトラフを80～100ng/mLとする。

　生物学的製剤を寛解導入期に単独で用いることはない。生物学的製剤を併用する際は，MASの誘発に注意する。全身炎症が軽度である場合，PSL 2mg/kgで治療開始してもよいが，効果不十分と判断されたら速やかにパルス療法へ変更する。

　維持療法では，ステロイドを早期に減量し，1年以内に中止を目指す[6]。そのため，CsA併用をすることも多い。CsAは分1投与とし，C_2を800ng/mL程度に調節する。再燃を認める場合，生物学的製剤を導入する。ステロイド減量，中止目的に生物学的製剤を導入することもある。トシリズマブ（TCZ）あるいはカナキヌマブ（CAN）を用いる。

　関節炎は，②～⑥に準じた治療を行うが，全身炎症の消失とともに軽快する例が存在する。超音波等でモニタリングし，改善を認めれば関節炎の治療は不要である。一方，骨破壊が顕著な例，全身炎症が改善しても関節所見が残る例，治療を緩めた際に関節所見が悪化する例，緩徐でも関節炎が進行する例，それらを示唆する所見を超音波等で認める例は，全身炎症とは別に関節炎の治療を行う。NSAIDs，メトトレキサート（MTX）やTCZ，TNF阻害薬等，関節炎の程度により選択する。

2. ②少関節型，③多関節型 RF 陰性および④多関節型 RF 陽性

　RAの小児例に相当し，進行性の関節滑膜炎により関節破壊を来す。②，③，④の順で関節予後は悪いため，治療も②，③，④と強くなり，生物学的製剤導入率も高くなる。タイトコントロールにより早期の寛解達成を目指す。②および③は5年で6割が無治療寛解となるため，治癒を目指す。MMP-3が疾患活動性マーカーとして有用である。

　MTXがアンカードラッグであり，関節破壊を認める例，抗シトルリン化ペプチド抗体（抗CCP抗体）やRFが陽性など予後不良例は，即刻，$10mg/m^2$/週，分1～3で導入する。有効性は1～3カ月で判断する。$10mg/m^2$/週で導入して十分効果がある場合は，寛解の維持できる用量に減量してもよい。$10mg/m^2$で無効の場合，増量せず生物学的製剤導入等，治療変更を検討する。また副作用が制吐剤や葉酸では改善しない例，著しいQOLの低下を来す例も治療を変更する。

　②および③では，NSAIDsのみで関節破壊なく治癒する例が少なくなく，ナプロキセン（10～20mg/kg 分2）あるいはイブプロフェン（30～40mg/kg 分3～4）を第一選択薬とする。ただし，2～4週間で改善しない場合はMTXに変更する。MTXやNSAIDsで全体の約7割の症例が寛解に至る。ステロイドは，局所投与以外，関節炎制御に用いない。

　MTX抵抗例で生物学的製剤を導入する。TNF阻害薬のエタネルセプト（ETN）とアダリムマブ（ADA），TCZ，アバタセプト（ABT）が使用される。ただし，RA等と異なり，種類やデバイスが制限されている（**表1**）。TNF阻害薬は成人同様，MTX

表1　若年性特発性関節炎における生物学的製剤の承認状況（2018年7月現在）

分類	薬剤名	商品名	本邦での承認
TNF阻害薬	エタネルセプト	エンブレル®皮下注用10mg エンブレル®皮下注用25mg	多関節[*1]
	アダリムマブ	ヒュミラ®皮下注20mgシリンジ ヒュミラ®皮下注40mgシリンジ ヒュミラ®皮下注40mgペン	多関節[*1]
	インフリキシマブ	レミケード®点滴静注用100	なし（川崎病）
	ゴリムマブ	シンポニー®皮下注50mg	なし
	セルトリズマブペゴル	シムジア®皮下注200mgシリンジ	なし
副刺激阻害薬	アバタセプト	オレンシア®点滴静注用250mg	多関節[*1]
IL-6阻害薬	トシリズマブ	アクテムラ®点滴静注用80mg アクテムラ®点滴静注用200mg アクテムラ®点滴静注用400mg	多関節[*1] 全身型[*2]
	サリルマブ	ケブザラ®皮下注150mgシリンジ ケブザラ®皮下注200mgシリンジ	なし
IL-1阻害薬	カナキヌマブ	イラリス®皮下注用150mg イラリス®皮下注射液150mg	全身型[*2]
	アナキンラ	本邦未発売	なし
	リロナセプト	本邦未発売	なし
IL-17阻害薬	セクキヌマブ	コセンティクス®皮下注150mgシリンジ コセンティクス®皮下注150mgペン	なし（乾癬 治験中）
	ブロダルマブ	ルミセフ®皮下注210mgシリンジ	なし
	イキセキズマブ	トルツ®皮下注80mgシリンジ トルツ®皮下注80mgオートインジェクター	なし
IL-12/23阻害薬	ウステキヌマブ	ステラーラ®皮下注45mgシリンジ	関節症性乾癬 （12歳以上）
	グセルクマブ	トレムフィア®皮下注100mgシリンジ	なし
抗RANKL抗体	デノスマブ	プラリア®皮下注60mgシリンジ	なし

*1「既存治療で効果不十分な多関節に活動性を有するJIA」, *2「既存の治療で効果不十分な全身型JIA」.

併用が基本である。JIA-ACR30改善率はじめ，間接比較[7]やreal-worldでも同等であるが，欧米では，TNF阻害薬をファースト生物学的製剤に奨めている。本邦ではTNF阻害薬とTCZがファースト生物学的製剤であり，特にMTX不耐の場合はTCZを選ぶ。

　小児は感染症や併存症の合併が極めて少なく，有害事象の点から生物学的製剤を選択することはない。以前，FDAが指摘したTNF阻害薬と悪性腫瘍の関連性は概ね否定された。継続率はTCZが最も高く，ADAとETNは同等である[8]。生物学的製剤フリー寛解率はTNF阻害薬がTCZに比して有意に高い。タクロリムスやイグラチモド

用法		用量	米国での承認	成人との承認の違い
週に2回	皮下	0.2-0.4mg/kg	polyarticular	オートインジェクター, シリンジが未承認
2週に1回	皮下	20mg: 15-30kg 40mg: >30kg	polyarticular	増量が未承認
			なし（中止）	(RA, PsA, AS：承認)
			(polyarticular, 申請前)	(RA：承認)
			(polyarticular, Phase III)	(RA：承認)
4週に1回*3	点滴	10mg/kg	polyarticular	皮下注製剤が未承認
4週に1回 2週に1回*4	点滴	8mg/kg	systemic & polyarticular	皮下注製剤が未承認
			(systemic, phase II polyarticular, phase II)	(RA：承認)
4週に1回	皮下	4mg/kg	systemic	(成人：適応なし)
			(systemic, phase III)	(成人：適応なし)
			(systemic, phase II 終了)	(成人：適応なし)
			(psoriatic & enthesitis-related, phase III)	(PsA：承認)
			なし	(PsA：承認)
			なし	(PsA：承認)
12週に1回*3, *5	皮下	小児設定なし	なし	なし
			なし	(PsA：承認)
			なし	(RA：承認)

*3 ローディング設定あり，*4 投与間隔短縮可能，*5 増量可能

は使用されない。トファシチニブは，米国で臨床試験中であり，今後の課題である。

3. ⑤乾癬性関節炎型および⑥付着部炎関連関節炎型

　　付着部炎を主体とした病型で，関節滑膜炎の合併もあるが，骨新生および強直性変化が病態の主体となる。PsAおよびSpAの前段階あるいは早発例と捉えるが，病態は未完成で，潜行性，一過性，緩徐進行性そして非進行性の経過をとるため，ターゲットの設定は難しい。関節外病変を高率に合併するが，それらの活動性が関節炎の活動性と連動することは少なく，両者を加味して治療法を検討する。MMP-3，CRP，ESRの疾患活動性マーカーとしての意義は乏しく，身体および画像所見を丁寧に評価する

ことが大切である。

　NSAIDsがアンカードラッグであるが，ナプロキセンおよびイブプロフェンは有効性が低い。そのため，FDA承認（本邦未承認）のセレコキシブ4〜10mg/kg（分2）あるいはジクロフェナク2〜3mg/kg（分3）を用いることが多い。成人とは異なり消化管や腎の障害は少ないが，予防とモニタリングは必要である[4]。

　NSAIDsが効果不十分である場合，サラゾスルファピリジン（SASP）やMTXの併用，生物学的製剤の導入を検討する。SASPは，10〜15mg/kgで始め，30〜50mg/kgに漸増する。有効性は1〜2カ月で判断する。MTXは前記と同様である。

　⑤については，乾癬および乾癬性関節炎に関する国際共同研究グループ（GRAPPA）の治療推奨[9]を参考にする。小児・若年例を想定して改変すると以下となる（皮膚，爪病変除く）。末梢関節炎はSASP，MTXとTNF阻害薬がファーストラインで，不応であれば生物学的製剤をスイッチする。軸性病変と付着部炎ではSASPやMTXは推奨されず，TNF阻害薬，IL-17阻害薬，IL-12/23阻害薬がファーストラインで，不応であれば生物学的製剤をスイッチする。指趾炎では，SASP，MTXがファーストラインで，セカンドラインがTNF阻害薬とIL-12/23阻害薬，サードラインが生物学的製剤のスイッチである。欧州リウマチ学会（EULAR）も治療推奨を発表しているが，MTXをアンカーに使う点，生物学的製剤の中でTNF阻害薬に優位性を置く点等に違いがある。グセルクマブとアプレミラストが今後の課題である。

　⑥については，国際脊椎関節炎評価学会（ASAS）の軸性SpAの治療推奨[10]を参考にする。アンカードラッグとしてのNSAIDsは非常に重要で，2剤以上のNSAIDsに無効の場合，SASPあるいは生物学的製剤の導入を検討する。特に軸性病変はSASP無効であり，生物学的製剤を早期に用いる。TNF阻害薬がファースト生物学的製剤であり，IL-17阻害薬とIL-12/23阻害薬がセカンド生物学的製剤である。ASASの定義する末梢性SpAでも，NSAIDsやSASPの効果が不十分であれば生物学的製剤を用いる。寛解後の骨新生抑制効果を持つNSAIDs継続の要否は不明である。

■ 文 献

1) 秋岡親司：若年性特発性関節炎 – 病型分類からみた JIA の正しい理解 –. 日臨免疫会誌 39: 513-521, 2016
2) Ravelli A et al: Treating juvenile idiopathic arthritis to target: recommendations of an international task force. Ann Rheum Dis 77: 819-828, 2018
3) Cimaz R et al: How I treat juvenile idiopathic arthritis: A state of the art review. Autoimmun Rev 16: 1008-1015, 2017
4) Blazina Š et al: Management of Juvenile Idiopathic Arthritis: A Clinical Guide. Paediatr Drugs 18: 397-412, 2016
5) Beukelman T et al: 2011 American College of Rheumatology recommendations for the treatment of juvenile idiopathic arthritis: initiation and safety monitoring of therapeutic agents for the treatment of arthritis and systemic features. Arthritis Care Res (Hoboken) 63: 465-482, 2011
6) Ilowite NT et al: Algorithm development for corticosteroid management in systemic juvenile idiopathic arthritis trail using consensus methodology. Pediatr Rheumatol Online J 10: 31, 2012
7) Otten MH et al: Efficacy of biological agents in juvenile idiopathic arthritis: a systematic review using indirect comparisons. Ann Rheum Dis 72: 1806-1812, 2013
8) Horneff G et al：Comparison of treatment response, remission rate and drug adherence in polyarticular juvenile idiopathic arthritis patients treated with etanercept, adalimumab or tocilizumab. Arthritis Res Ther 18: 272, 2016
9) Coates LC et al: Group for Research and Assessment of Psoriasis and Psoriatic Arthritis 2015 Treatment Recommendations for Psoriatic Arthritis. Arthritis Rheumatol 68: 1060-1071, 2016
10) van der Heijde D et al：2016 update of the ASAS-EULAR management recommendations for axial spondyloarthritis. Ann Rheum Dis 76: 978-991, 2017

4

特定の状況での抗リウマチ薬の薬剤選択と使い方

妊婦，授乳婦の関節リウマチ

川上 美里　　村島 温子

　関節リウマチ（rheumatoid arthritis: RA）は，妊娠可能な年齢の女性においても罹患が多い疾患である。以前は妊娠を考えた時点で，基本的に薬は使わない，使うとしても痛み止めやステロイドのみという治療方針となり，結果として挙児希望のある女性の関節破壊が進行することも多かった。また，授乳婦においても母乳栄養のメリットは知られるものの，投薬のため断乳に至るか，授乳期間に投薬を控えることによる関節変形の進行や，疼痛によるADL低下で児との関係性において心理的影響を受ける授乳婦も少なくなかった。現在は上手に薬剤を選択し，妊娠を希望している期間や授乳期の関節破壊を抑え，産後は授乳を継続し，母子ともに最良の転帰を迎えられるようマネージメントすることが治療者に求められている。

　なお，本項は妊婦，授乳婦と題されているが，妊娠を希望している期間のマネージメントが深く関わり，かつ肝要であるためこちらについても述べる。

妊娠と薬の基本的な考え方

　まず妊娠の可能性がある女性や妊婦に限らず，投薬は適応を考え最小限にすることが基本である。慢性疾患に罹患している場合は投薬を免れないケースが多く，生殖可能年齢の女性の場合，いつ妊娠してもよいような薬剤選択が望ましい。

　一般的に自然流産率は約15%，先天異常の自然発生率は2〜3%とされる。先天異常のうち薬剤が原因になるのは1%といわれており，原因として多いのは胎児の染色体異常である。しかし，妊娠中に投薬がなされていた場合，本人や家族は投薬に何らかの原因を求めるのが常である。そのため投薬の判断は十分な説明のもと，慎重になされるべきである。

　妊娠中の薬剤の影響は，催奇形性（妊娠初期），胎児毒性（妊娠中期以降）に分けて考える。妊娠2週（受精の時期）から妊娠3週の終わりは「All or None（全か無か）」の時期と呼ばれ，この時期に胚（胎芽）に影響を及ぼす可能性のある薬剤を使用した場合，多数の細胞に傷害が起こると通常胚死亡が起こり，一方少ない細胞のみが傷害された場合には修復することが可能で，正常発生が継続される。つまり，妊娠が継続していれば，この時期に服用した薬剤の影響はなかったとしてよいと判断される。

　この時期を過ぎると妊娠12週頃までは器官形成期となり，薬剤などの催奇形性のあ

る環境因子の影響を受けやすくなる。

　催奇形性のある薬剤とは，その薬の投与された妊婦の児の先天異常発生率が自然発生率の3%（ベースラインリスク）を有意に上回るものと定義される。妊婦において，ある薬を服用する群と服用しない群に分けるランダム化比較対照試験（randomized control trial: RCT）は倫理上の問題から不可能であるため，基本的に観察研究となる。

　器官形成が終了した後の薬の投与は胎児の発育や機能に影響を及ぼす場合があり，これを胎児毒性と呼ぶ。RAに関係する薬としては，妊娠後期での非ステロイド抗炎症薬（non steroidal anti-inflamamatory drugs: NSAIDs）の使用による動脈管早期閉鎖がある。貼付剤でのNSAIDs使用も妊娠後期には避けることが望ましい。生物学的製剤の多くはIgG構造を持ち，胎盤の胎児側の細胞（合胞体栄養膜細胞）が母体のIgGをneonatal Fc receptorで受け止めてトランスサイトーシスにて胎児側に能動的に輸送する。IgGは妊娠14週頃より胎盤を通過するようになり，妊娠30週には移行が増える。

■ 妊婦・授乳婦のRAの特徴

　RAは，一般的に妊娠すると病勢は改善し，産後は再燃することが多いといわれている。英国からの報告では，妊娠後期に患者の6割が改善し，産後1〜6カ月後に5〜8割が悪化を認め[1]，オランダで2002〜2008年に行われたPARA studyによれば，実際に妊娠中に改善するのは50%程度，産後の再燃は40%程度であった[2]。

　また，妊娠時に寛解状態にない場合には，妊娠中の改善率が低いこともわかっている[2]。母親の妊娠後期のDAS28-CRPが1.0上昇すると児の体重は100g減少するという報告もあり[3]，妊娠中のRAの活動性が高いと児の発育不良につながる。妊娠前に寛解となっていることが，その後の経過においても大事である。

　一方でRA患者の妊孕性については，妊娠を希望してから妊娠までに12カ月以上要した確率（time to pregnancy）の報告があり，一般人の9〜20%に比してRA患者では42%と高かった[4]。不妊の傾向は，疾患活動性の高さ，NSAIDsの使用，プレドニゾロン（prednisolone: PSL）7.5mg以上の使用と関連性を認め[4]，妊孕性の点においても，妊娠を希望するRA患者においては寛解していることが望ましい。

■ 妊婦・挙児希望のあるRA患者における薬剤選択の根拠と使い方

I. 総論

　妊娠を希望している期間には，前項に記したとおり疾患活動性を低く抑え，できるかぎり寛解の状況であることが望ましい。そのために必要な治療薬は，使用の許す時期である限り，使うべきである。実臨床では妊娠が判明した際，妊娠による改善も期待し，効果発現の速い薬は一旦投与中止としてみることも多い。

2. 各論

a. DMARDs

現時点で妊娠中の使用についての大規模な疫学試験は行われていない。アンカードラッグとして使用されるメトトレキサート（methotorexate: MTX）は，流産や奇形のリスクから妊娠中は禁忌であり，投与をしている場合，1月経周期を見送り妊娠可能とする。使用開始を検討する際には，挙児希望を確認し，希望のある場合は患者と相談の上，他の薬剤の使用を考慮する。

妊娠判明時まで使用できる代表的な薬剤として，サラゾスルファピリジン，ブシラミン，タクロリムスが挙げられる。サラゾスルファピリジンについては，炎症性腸疾患において妊娠中も使用されており，使用経験が豊富で妊娠中も継続可能である。ブシラミンについては30年以上前に発売されて以降，先天異常が増える報告もないことから，妊娠判明までは使用可能と考えられる。ただし妊娠中の継続についてはデータがなく，避けた方がよい。タクロリムスの妊娠中の曝露については臓器移植例においての報告が多数あり，催奇形性については否定的である。しかし，母体タクロリムス治療量の平均が10mg/日以上と，RA治療量に比して多い患者群において出生した児に，一過性ではあるが腎機能障害や高カリウム血症を認めた報告があり[5]，特に高カリウム血症については臓器移植領域で複数報告があり，新生児の十分な観察が必要である。

イグラチモドは2012年に発売された薬であるが，本項執筆の時点で報告がなく不明である。

トファシチニブについては，47例に投与し1例に先天異常（肺動脈弁狭窄）を認めた報告があり，この1例については，高血圧がありロサルタンを併用していた[6]。この報告より前にまとめられた専門家集団による提言では，妊娠を計画している女性には，妊娠の2カ月前にはトファシチニブによる治療を終了すべきとしている[7]。

b. 生物学的製剤

生物学的製剤が重要な催奇形因子であることを明確に示唆する報告は現時点ではない。添付文書上も妊娠時の使用は禁忌とは記載されておらず，状況を考慮した上での使用となる。ただし，胎児期にインフリキシマブに曝露した児が出生後3カ月時にBCG接種を受けて死亡した報告があり[8]，欧州クローン病・腸炎会議ECCO（European Crohn's and Colitis Organization）のガイドラインでは，子宮内で生物学的製剤に曝露した児において，不活化ワクチン接種のスケジュールは通常どおりで問題ないが，生ワクチンについては血漿中に生物学的製剤が検出されている間，少なくとも生後6カ月は接種を避けることとしている[9]。RAの専門家のレビューの中には，生後6カ月以降の生ワクチンの接種を推奨しているものもある[10]。

TNF阻害薬のうち，初期に発売されたインフリキシマブ，エタネルセプト，アダリムマブについては，妊娠初期の曝露にて奇形率の上昇を認めなかったとする報告が多い。セルトリズマブ ペゴルについては，曝露し妊娠転帰の得られた528例の前向き調査の報告があり，大奇形は8例であった。妊娠第1三半期に曝露にあった367例のうち先天異常は5例（副耳，肛門瘻，多指症，膀胱尿管逆流，尖足）にみられ，特定の奇形は認めなかった[11]。ゴリムマブについては報告が少なく，第1三半期に曝露した3例の報告[12]をはじめとした少数例の報告において，先天奇形は認めていない。

TNF阻害薬は炎症性腸疾患においても用いられ，必要性から妊娠中も継続使用をしている報告が多く，RAにおいても必要であれば妊娠中の投与は可能と考えられる。生物学的製剤の本態であるIgGの胎盤を介した移行については先述のとおりであるが，可溶性受容体製剤であるエタネルセプトとFc領域を持たないセルトリズマブ ペゴルについては胎盤通過性が低いことがわかっており，妊娠中の投与については選択肢として挙がる。

TNF阻害薬以外の薬剤では，トシリズマブについては妊娠中の曝露180例（うち第1三半期曝露は少なくとも111例）の前向き研究があり，生産は109例，先天異常は5例にみられ，特定の奇形は認めなかった[13]。自然流産は39例とやや高値であったが，MTX併用例が多かった。同報告内にトシリズマブの妊娠中曝露108例（第1三半期曝露は55例）の後向き研究も報告があり，生産55例のうち先天異常は2例であった。アバタセプトについては妊娠中曝露した151例中86例は生産で，胎児異常は7例確認されるも特定の奇形は認めず，出生後の児の免疫機能不全は認めなかったとの報告がある[14]。英国のガイドラインでは，トシリズマブは妊娠3カ月前に中止，アバタセプトは妊娠前投与不可となっているが，当院では，催奇形性を裏付けるデータが示されていないことから，必要な症例ではトシリズマブ，アバタセプトともに妊娠判明時まで用いている。

c. ステロイド

妊娠初期の投与にて先天異常の全体的なリスクは上昇させないものの，口唇口蓋裂のリスクが数倍上昇するという報告と，関連性はないという報告が存在している。ステロイドの投与が必要もしくはベネフィットがあると判断される患者においては，"奇形のリスクが上昇する"という言葉だけでなく，具体的に，口唇口蓋裂の頻度については500人に1人が3人に上昇する程度の上昇であること，口唇口蓋裂については形成外科にて手術することによりきれいに治せる可能性が極めて高い疾患であることを説明することも大事である。

d. NSAIDs

妊娠初期の投与にて奇形が増多する報告はないが，妊娠後期の使用については前述のとおり動脈管早期閉鎖があり，貼付剤でのNSAIDs使用も妊娠後期には避けることが望ましい。

■ 授乳期のRA患者における薬剤選択の根拠と使い方

授乳中の使用については添付文書において，「授乳中の婦人には授乳を中止させること」と記載されていることが多い。

母乳栄養には多くのメリットがあるが，短期間であっても授乳を中断するとその後の再開が難しいことが多く，安易に中断しないよう配慮が必要である。

RAに関する薬として，MTXは乳清中には検出されないと報告があるものの授乳との両立は不可である。生物学的製剤については，分子量が大きいため乳汁中にほとんど分泌されない。分泌されても乳児の経口からの生体への利用率は非常に低く，理論

上では授乳が可能であると考えられる。実際に母乳中の薬剤濃度が報告されているのは，インフリキシマブ，アダリムマブ，エタネルセプト，ゴリムマブ，セルトリズマブペゴルで，トシリズマブについては当センターにて測定しており，母乳中濃度は1/500～1/1000と非常に低い値であった。

■ 文 献

1) Barrett JH et al: Does rheumatoid arthritis remit during pregnancy and relapse postpartum? Results from a nationwide study in the United Kingdom performed prospectively from late pregnancy. Arthritis Rheum 42: 1219-1227, 1999

2) de Man YA et al: Disease activity of rheumatoid arthritis during pregnancy: results from a nationwide prospective study. Arthritis Rheum 59: 1241-1248, 2008

3) de Man YA et al: Association of higher rheumatoid arthritis disease activity during pregnancy with lower birth weight: results of a national prospective study. Arthritis Rheum 60: 3196-3206, 2009

4) Brouwer J et al: Fertility in women with rheumatoid arthritis: influence of disease activity and medication. Ann Rheum Dis 74: 1836-1841, 2015

5) Jain A et al: Pregnancy after liver transplantation under tacrolimus. Transplantation 64: 559-565, 1997

6) Clowse ME et al: Pregnancy Outcomes in the Tofacitinib Safety Databases for Rheumatoid Arthritis and Psoriasis. Drug Saf 39: 755-762, 2016

7) Götestam Skorpen C et al: The EULAR points to consider for use of antirheumatic drugs before pregnancy, and during pregnancy and lactation. Ann Rheum Dis 75: 795-810, 2016

8) Cheent K et al: Case Report: Fatal case of disseminated BCG infection in an infant born to a mother taking infliximab for Crohn's disease. J Crohns Colitis 4: 603-605, 2010

9) van der Woude CJ et al: The second European evidenced-based consensus on reproduction and pregnancy in inflammatory bowel disease. J Crohns Colitis 9: 107-124, 2015

10) Soh MC, Nelson-Piercy C: High-risk pregnancy and the rheumatologist. Rheumatology (Oxford) 54: 572-587, 2015

11) Clowse MEB et al: Pregnancy Outcomes After Exposure to Certolizumab Pegol: Updated Results From a Pharmacovigilance Safety Database. Arthritis Rheumatol, 2018, [Epub ahead of print]

12) Weber-Schoendorfer C et al: Pregnancy outcome after TNF-α inhibitor therapy during the first trimester: a prospective multicentre cohort study. Br J Clin Pharmacol 80: 727-739, 2015

13) Hoeltzenbein M et al: Tocilizumab use in pregnancy: Analysis of a global safety database including data from clinical trials and post-marketing data. Semin Arthritis Rheum 46: 238-245, 2016

14) Kumar M et al: Pregnancy outcomes following exposure to abatacept during pregnancy. Semin Arthritis Rheum 45: 351-356, 2015

高齢者の関節リウマチ

田村 直人

はじめに

　関節リウマチ（rheumatoid arthritis: RA）の好発年齢は30～50歳台であるが，一般人口と同様に高齢患者の割合が増加している。高齢発症RAも増加しており，非高齢発症と比べていくつかの臨床的特徴が知られている。心身の活力低下や慢性疾患の併存などにより心身の脆弱性が出現した状態であるフレイルでは，生活機能障害，要介護状態，死亡などの転帰に陥りやすい。本項では，高齢者RAおよび高齢発症RAの特徴と治療およびその注意点について述べる。

■ 高齢者RAの特徴

I. 加齢に伴う変化とRA治療における問題点

　高齢者では，様々な程度で臓器機能や身体機能などが低下するほか，非高齢者に比べて生活習慣病をはじめとする合併症や悪性腫瘍の既往も多い。また，認知症は予備群を含めると高齢者の4分の1にみられるとされている。よって薬物治療においては，アドヒアランス低下や誤内服の可能性が高くなり，薬剤の理解不足や臓器予備能低下による薬物動態の変化，自他覚症状に乏しいことなどにより重篤な副作用が起こりやすい。さらに，加齢に伴う免疫機能の変化はimmunosenescence（免疫老化）と呼ばれ，獲得免疫系を中心に免疫能低下を来し，感染症や悪性腫瘍のリスクを高めるため，リウマチ治療薬投与下では特に注意が必要となる。

　高齢者でRAの疾患活動性が高いと移動能力の低下が顕著となるため早急に症状を改善する必要があるが[1]，合併症の存在や副作用発現リスク，特に重篤な感染症が致死的になることなどから，積極的な治療が躊躇されることも少なくない。その結果，疾患活動性が十分にコントロールされず，さらなる身体機能の低下や低栄養，精神状態の悪化，社会的活動性の低下などを招き，治療が困難になるという悪循環に結びつくと考えられる（**図1**）[2]。

2. 高齢発症RA

　高齢発症RAは，非高齢発症と比較して，男性，急性発症，大関節の罹患，炎症反応高値，リウマトイド因子（rheumatoid factor: RF）および抗CCP（cyclic citrullinated peptide）抗体陰性などの頻度が高いという特徴がある。高齢発症はRAの骨破壊進行

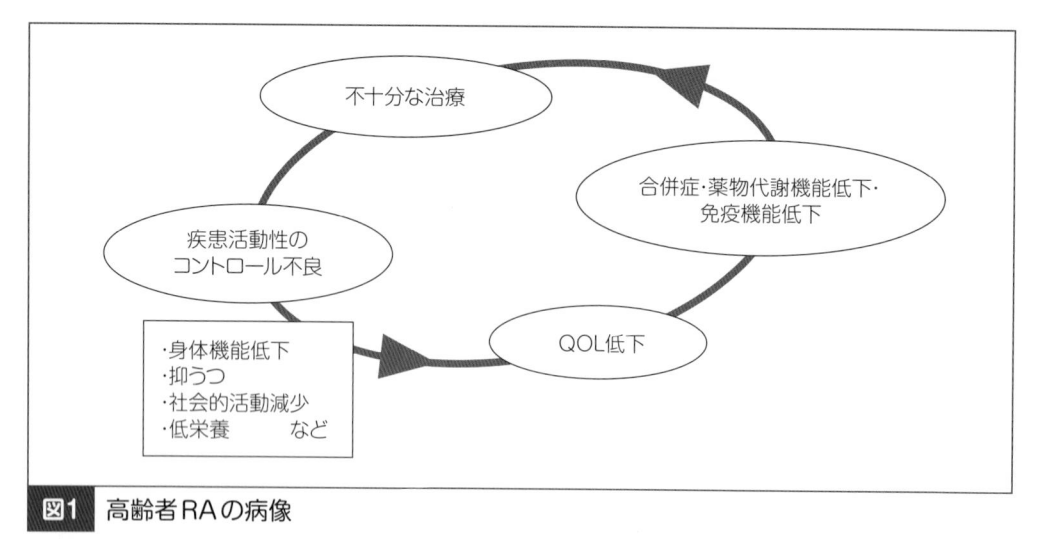

図1 高齢者RAの病像

（文献2より改変）

の予後因子であるとの報告[3]がある一方で，非高齢発症RAと差がないとする観察研究[4]もあり一定の見解はない。

　メトトレキサート（methotrexate: MTX）未投与の高齢発症RAに対して，低疾患活動性をターゲットとして3カ月毎に治療を是正していく治療戦略を行った前向き研究において，52週における治療実行率は75.5%，低疾患（寛解）達成率は51.0（24.8）%であり，約半数で関節破壊進行抑制（modified total Sharp score: mTSS＜0.5）が認められたと報告されており[5]，高齢発症ではTreat to Targetが可能な症例も少なくない。

■ 高齢者RAの治療

I. 治療方針

　高齢であっても，臓器障害がないか軽微であり，もともとの身体機能が良好な場合には，通常の治療推奨のとおり治療薬を投与する。特に高齢発症の早期例では，速やかに活動性を低下させることが予後改善に重要であり，総合的疾患活動性指標を用いて，寛解や低疾患活動性を目標とした治療を検討する。

　治療にあたっては，臓器障害の有無，感染症の有無やリスクを評価し，ワクチン接種や必要に応じて抗結核薬，ST合剤の予防投与を行い，副作用のモニタリング，患者や介護者の教育を行う。また，疾患活動性が低下し，その維持が可能となったら積極的に薬剤の減量・減薬を考慮する。

2. ステロイド薬

　治療開始時のステロイド薬併用は考慮されてよいが，高齢者では抗リウマチ薬による十分な治療ができないために長期併用の頻度が高くなる。ステロイド薬併用は重症感染症や骨粗鬆症による骨折リスクとなるため，最小限の使用を心がける必要がある。特に感染症リスクは生物学的製剤より高いとの報告もある[6]。

3. メトトレキサート

　MTXは国内外において中心的な抗リウマチ薬であり，アンカードラッグとしても位置付けられている。MTXの効果は用量依存性であるが，高齢者や低体重，腎機能低下や肺病変を有する患者，アルコール常飲者，複数の非ステロイド抗炎症薬（non-steroidal anti-inflammatory drugs: NSAIDs）が用いられている場合などは，週4〜6mgの低用量での開始が勧められている。

　腎機能は推算糸球体濾過量（eGFR）でみるが，eGFR＜30mL/min/1.73m^{2}の患者ではMTXは禁忌，GFR＜60mL/min/1.73m^{2}の場合は葉酸を併用し，少量から慎重に投与することが推奨されている。小柄な高齢者では実際より高く推算されることがあるため，標準的な体格と大きく異なる場合には，体表面積を補正しないか，血清シスタチンCに基づくeGFRを用いた評価が推奨される。

　MTXの用量依存性の副作用として，口内炎，嘔気などの消化器症状，肝酵素上昇，血球減少がある。葉酸製剤の併用は，これらの発現予防に有効であり，高齢者では原則併用すべきである。脱水時や腎機能低下例では骨髄障害など重篤な副作用が起こりやすい。

　一方，用量非依存性の重篤な副作用である急性間質性肺炎（MTX肺炎）は1〜数％でみられ，高齢，肺疾患併存，糖尿病，低アルブミン血症はそれぞれリスク因子である。

　また，MTX投与下ではニューモシスチス肺炎や真菌感染などの日和見感染症や結核症，B型肝炎（HB）ウイルスの再活性化，MTX関連性のリンパ増殖性疾患などに注意が必要である。MTX投与時の感染症リスク因子には，高齢，肺疾患併存，ステロイド薬併用，関節外症状，糖尿病があり，複数のリスク因子の存在や，副鼻腔炎，慢性気管支炎，歯周病などの合併時にはさらに注意が必要である。

　発熱や呼吸器，皮膚症状，急性胃腸炎などがある場合には，MTX休薬を予め指導する。骨髄抑制等，細胞毒性に起因する重篤な副作用には，活性型葉酸製剤であるホリナートカルシウムを6時間毎に経口投与，あるいは筋注もしくは静注し，十分な輸液と尿のアルカリ化を行う。

4. その他の従来型合成抗リウマチ薬（csDMARDs）

　MTXが禁忌もしくは使用しにくい場合や効果不十分である場合には，その他のcsDMARDsを単独，あるいは併用で用いる。サラゾスルファピリジン，ブシラミンは感染症のリスクが低く使用しやすい。

　国内では，その他にタクロリムス，イグラチモドが使用されることが多いが，いずれも高齢者で副作用の頻度が高いことが報告されており[7]，前者では高血圧，高血糖，腎障害などに，後者では肝機能障害，消化性潰瘍，間質性肺炎などに，特に注意する。イグラチモドは重篤な出血の危険性があることから，ワルファリンとの併用は禁忌である。

5. 生物学的製剤

　MTXが効果不十分でリウマトイド因子や抗CCP抗体高値，骨びらん，炎症反応高値など予後不良因子を有する場合には，生物学的製剤が使用される。国内で使用可能な生物学的製剤はTNF阻害薬，IL-6阻害薬，T細胞共刺激分子調節薬の3種類がある。

　高齢者では特に重篤な感染症のリスクが増大することが問題となるが，経口剤のように薬物代謝の影響が少なく臓器障害が少ないこと，他剤を減量・減薬できる可能性

があること，炎症の鎮静化により全身状態が改善し免疫能を向上する可能性があること，などの利点があると考えられる。

また，疾患活動性が低下すればいずれ減量・中止できる可能性があることについては多くのエビデンスがある。薬剤の選択については様々な要素があるが，自己注射ができない場合は通院での投与となるため，可能な来院間隔を相談する。

TNF阻害薬インフリキシマブ，エタネルセプト，アダリムマブの市販後全例調査の解析結果では，いずれの薬剤も高齢もしくは65歳以上は肺炎および重症感染症のリスク因子の一つである（**表1**）。また，インフリキシマブ投与中のニューモシスチス肺炎のリスク因子として，65歳以上，肺疾患の存在，プレドニゾロン6mg/日以上が報告されており[8]，2項目以上を満たす場合にはST合剤の予防投与が推奨されている。高齢者では結核の既往を有する場合が少なくないが，受容体製剤であるエタネルセプトは，抗体製剤に比べて結核症の発症頻度が低いことが報告されている[9]。また，エタネルセプトは半減期も短いため，高齢者で選択されやすい。高齢者，非高齢者間において，TNF阻害薬の有効性に有意な差は認められない[10]。

IL-6阻害薬トシリズマブにおいても，65歳以上と65歳未満における有効性に差はみられない[11]。市販後調査の解析では，65歳以上は重篤な感染症のリスク因子であったが，重篤な呼吸器感染症との関連性はみられていない。ただし，罹病期間は両者のリスク因子として報告されている。トシリズマブはTNF阻害薬よりも単剤での有効性が高く，MTX使用が困難な高疾患活動性の症例などで選択肢となる。

アバタセプトは生物学的製剤の市販後調査において，唯一，重篤な感染症のリスク因子に高齢が入っておらず，高齢者に用いられることが多い。しかし，別の観察研究では高齢者で重篤な感染症が増えることが報告されており[12]，他剤と同様に注意が必要である。

表1 生物学的製剤の市販後全例調査における感染リスク因子

薬剤名	治療標的	調査対象	肺炎のリスク因子	重篤な感染症のリスク因子
インフリキシマブ	TNF-α	5000例	男性・高齢・stageⅢ以上・既存肺疾患	高齢・既存肺疾患・ステロイド薬併用
エタネルセプト	TNF-α, β	13894例	高齢・既存肺疾患・ステロイド薬併用	高齢・既存肺疾患・非重篤感染症合併・classⅢ以上・ステロイド薬併用
アダリムマブ	TNF-α	7740例	65歳以上・間質性肺炎の既往/合併・stageⅢ以上	65歳以上・糖尿病の既往/合併・間質性肺炎の既往/合併・stageⅢ以上
トシリズマブ	IL-6R	8080例	男性・低体重（40kg未満）・罹病期間10年以上・呼吸器疾患の既往/合併	65歳以上・罹病期間10年以上・呼吸器疾患の既往/合併・プレドニゾロン1日5mg超
アバタセプト	T細胞（CD28）	3985例		低体重（40kg未満）・呼吸器合併症既往歴・プレドニゾロン1日5mg超

6. Janus kinase（JAK）阻害薬

　トファシチニブの国内市販後全例調査の中間解析では，60歳以上における使用が全体の約65%，70歳以上が32.0%となっている。用量は，中等度以上の腎障害では通常の半量1日5mgで投与するが，高齢者でも1日5mgでの投与を検討してよい。

　重篤な副作用は全体の約5%にみられているが，60～69歳では5.98%，70～79歳では6.22%，80歳以上では10.55%と，年齢に依存して高くなっている。また，JAK阻害薬では日本を含むアジア人で帯状疱疹の発現頻度が高いことが知られているが，その最も高リスクの因子として高齢（65歳以上）が報告されており[13]，繰り返し皮膚症状について説明する必要がある。

■文 献

1) Izawa N et al: The utility of 25-question Geriatric Locomotive Function Scale for evaluating functional ability and disease activity in Japanese rheumatoid arthritis patients: A cross-sectional study using NinJa database. Mod Rheumatol, 2018 Apr 18:1-7. doi: 10.1080/14397595.2018.1457422. [Epub ahead of print]

2) Ogasawara M et al: Observational cross-sectional study revealing less aggressive treatment in Japanese elderly than nonelderly patients with rheumatoid arthritis. J Clin Rheumatol 16: 370-374, 2010

3) Pease CT et al: Does the age of onset of rheumatoid arthritis influence phenotype?: a prospective study of outcome and prognostic factors. Send to Rheumatology (Oxford) 38: 228-234, 1999

4) Mueller RB et al: Is radiographic progression of late-onset rheumatoid arthritis different from young-onset rheumatoid arthritis? Results from the Swiss prospective observational cohort. Rheumatology (Oxford) 53: 671-677, 2014

5) Sugihara T et al: Structural and functional outcomes of a therapeutic strategy targeting low disease activity in patients with elderly-onset rheumatoid arthritis: a prospective cohort study (CRANE). Rheumatology (Oxford) 54: 798-807, 2015

6) Widdifield J et al: Serious infections in a population-based cohort of 86,039 seniors with rheumatoid arthritis. Arthritis Care Res (Hoboken) 65: 353-361, 2013

7) Ogasawara M et al: Single-center, retrospective analysis of efficacy and safety of tacrolimus as a second-line DMARD in combination therapy and the risk factors contributing to adverse events in 115 patients with rheumatoid arthritis. Clin Rheumatol 31: 251-257, 2012

8) Harigai M et al: Pneumocystis pneumonia associated with infliximab in Japan. N Engl J Med 357: 1874-1876, 2007

9) Dixon WG et al: Drug-specific risk of tuberculosis in patients with rheumatoid arthritis treated with anti-TNF therapy: results from the British Society for Rheumatology Biologics Register (BSRBR). Ann Rheum Dis 69: 522-528, 2010

10) Köller MD et al: Response of elderly patients with rheumatoid arthritis to methotrexate or TNF inhibitors compared with younger patients. Rheumatology (Oxford) 48: 1575-1580, 2009

11) 小笠原倫大ほか：順天堂大学医学部附属病院6施設におけるトシリズマブ投与例のレトロスペクティブ解析. Pharma Medica 29: 159-165, 2011

12) Lahaye C et al: Effectiveness and safety of abatacept in elderly patients with rheumatoid arthritis enrolled in the French Society of Rheumatology's ORA registry. Rheumatology (Oxford) 55: 874-882, 2016

13) Cohen S et al: Analysis of infections and all-cause mortality in phase II, phase III, and long-term extension studies of tofacitinib in patients with rheumatoid arthritis. Arthritis Rheumatol 66: 2924-2937, 2014

4

特定の状況での抗リウマチ薬の薬剤選択と使い方

周術期の関節リウマチ

原田 遼三　　西田 圭一郎

はじめに

　関節リウマチ（RA）は関節を主病変とする全身の炎症性疾患であり，周術期においては関節だけでなく慢性炎症に起因する貧血，心血管病変（血栓塞栓症含む），肺病変など全身状態に留意する必要がある。全身評価に併せ感染リスクについても評価し，予防可能なものに関しては対策を行い周術期に臨みたい。また，休薬に関して生物学的製剤（bDMARDs）使用例では，RAの疾患活動性が再燃しないよう術前後の休薬期間を慎重に検討する必要がある。本項では周術期の関節リウマチ治療の注意点，また整形外科手術に関するエビデンスを中心に概説する。

■ 術前評価

I. 全身状態の評価について

a. 心血管系

　炎症性疾患を基礎に持つ患者は一般集団と比較して心血管系の既往またイベントのリスクが高いため，術前評価には肥満，栄養，糖尿病，腎機能，喫煙，アルコール乱用歴といった点に注意が必要であり，またこれら因子は炎症性疾患患者における人工関節の術後感染リスクとの関連が報告されている[1]。ほかに，慢性炎症の影響として静脈血栓塞栓症のリスクも挙げられ，整形外科下肢手術においては術前評価ならびに術中術後の出血リスクを考慮した血栓予防対策が望まれる。

b. 肺疾患

　RA関連死の10〜20%程度は肺合併症であり，特に間質性肺炎合併例では死亡率が高く周術期合併症も多いため，心血管リスクと同様に注意すべき事項であるが，周術期に関するエビデンスまたガイドラインもないため，個々の症例に応じ呼吸器専門科との連携が望まれる。

c. RAの活動性について

　術前の疾患活動性が高い状態で周術期を経験する場合，薬物治療の一時的な中断による再燃また全身状態の悪化を招き，術後リハビリの制限となることが多い。また，術後のflare-upの要因として術前の高疾患活動性，高CRPなどをリスクとする報告もあり[2]，可能な限り薬物療法の強化および疾患活動性の低減に努めた上で周術期に臨みたい。

2. 術後感染リスクの評価：RA 自体が感染リスク？

　周術期合併症として手術部位感染症（surgical site infection: SSI）のリスク因子に関しては様々な報告があり，1980〜2014年での14論文のメタ解析でBMI，糖尿病，ステロイド使用，低アルブミン，輸血，悪性腫瘍，免疫低下，手術時間の延長，過去の手術歴そしてRAが，人工関節感染の有意なリスク因子として報告されている[3]。RA自体が感染のリスクとする報告は膝，股関節の人工関節に関するものが多いが，肩関節に関しても近年707例の解析で，初回手術では男性，長期ステロイド使用そしてRAがSSIの有意なリスク因子として報告されている[4]。また，同報告で周術期の同種赤血球輸血は，用量依存的にSSIのリスクを上げるとされている。そのほかに，低体重患者の人工膝関節置換術（TKA）ではSSIを生じやすく，輸血が必要となることが多いこと[5]，術前の貧血が術後輸血の有意なリスク因子としてあり[6]，術前評価において注意が必要である。

　その他，大規模な臨床試験では，変形性関節症（OA）群と比較し影響は小さいながらもRA自体が有意な合併症リスクとする報告が近年増えている[7]。RAの病態が変化することは考え難いため，RA患者のプロファイルに影響し得る薬物治療，特にbDMARDsの使用率の増加が原因の一端である可能性が考えられる。しかし，bDMARDs使用によりプレドニゾロン（PSL）の減量また疾患活動性の改善による貧血の改善など，総合的にSSIリスクを低減し得る可能性もあり，製剤自体がリスクかどうかについては慎重に検討したい（図1）。

　その他，一般的な整形外科手術において，鼻腔内保菌はSSIのリスクとされる。また，深部SSIで同定された黄色ブドウ球菌と鼻腔の保菌が遺伝子学的に同一であったとの報告[8]もあり，感染リスクの高い患者群また人工関節置換術を予定している場合，同部位のスクリーニングおよび検出された場合は，ムピロシンによる除菌が術後SSI予防として提唱されている。

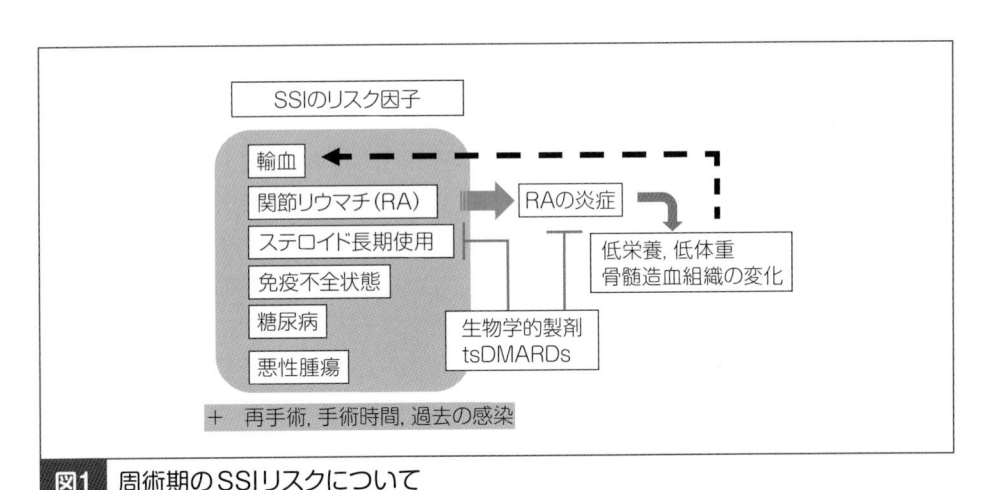

図1　周術期のSSIリスクについて

tsDMARDs：標的合成 DMARDs

■ 術中の注意点

I. 麻酔の方法，体位，手術手技について

　長期罹患RA患者では頸椎病変の合併率が高く，頸部可動域制限また顎関節障害での開口制限による気道確保困難が予想される場合，ファイバースコープなど頸部可動性によらない麻酔準備が必要となる。術直前までに頸椎可動性に関しては必ず評価を行い，麻酔後の強制体位は慎重に行い，頸部不安定性が強い症例では，関節手術に先立ち頸椎の治療を優先する。また，多関節病変を有する場合で意図した体位が取れないこと（肩関節の拘縮による外転制限時の手関節手術など）もあり，注意を要する。

　術後の合併症予防のため，術中の手術手技にも細心の注意が求められる。長期罹患RA患者では，関節炎の状態また処方経過により皮膚の菲薄化や軟部組織状態が不良である場合が多くある。術野展開での皮膚にかかるストレスの低減のため余裕ある皮膚切開線を置くことや，縫合時の皮膚緊張の度合いを慎重に調整するなど，術者また助手にも愛護的処置が求められる。

　手術時間また出血量の多さが術後合併症と関連することは周知だが，RA手術においては経験あるRA外科医による執刀が術後合併症リスクを有意に下げるとの報告もあり[9]，RA手術として骨軟部組織の変性また状態不良による手術難易度の高さがうかがえる。

2. ステロイドカバーについて

　通常，副腎は1日に約8〜20mgのコルチゾールを分泌するが，これは視床下部-下垂体-副腎皮質軸（hypothalamic-pituitary-adrenal axis: HPA axis）で調整され，外傷や侵襲などストレスが加わった際に，HPA axisの作用で侵襲の程度により最大150mg程度のコルチゾールが分泌される。しかし，慢性的なステロイド治療を受けている患者ではHPA axisが抑制され，ストレス応答として適切な量のコルチゾール分泌がなされない場合がある。コルチゾール分泌の低下による症状，例えば麻酔中では輸液また昇圧薬に反応しない持続的な低血圧など，副腎機能不全に伴う様々な症状が惹起されうる。

　こうした副作用を予防するため，従来ステロイドカバーとして，通常用量に加え侵襲の程度に応じてステロイドを追加投与する方法が提唱されてきた。しかし，周術期のステロイドの追加投与が副腎不全を予防するエビデンスが少ないため，最近では全例に追加投与を行うことは推奨されていない。しかし，慢性的にステロイドが投与されHPA axis の抑制が予想される場合（例えば1日5mg以上のPSLを3週間以上投与など）では，ステロイド追加投与により副腎不全のリスクを低減できるため，ステロイドカバーは有用とされている[10]。侵襲の程度と追加ステロイド量については**表1**を参考にされたい。

表1	ステロイドカバーの投与法		
侵襲の程度	予想される内因性のコルチゾール分泌量	手術の種類（例）	投与法
極小	1日8〜10mg	歯科手術，生検	不要（通常ステロイド量継続）
低	1日50mg	手外科手術，鼠径ヘルニア，大腸内視鏡，	術直前：ヒドロコルチゾン50mg 術後〜24時間：ヒドロコルチゾン25mgを8時間毎
中	1日75〜150mg	人工関節置換術，下肢血行再建術，胆嚢摘出術，結腸半切除術，腹式単純子宮全摘術	術直前：ヒドロコルチゾン50mg 術後〜24時間：ヒドロコルチゾン25mgを8時間毎
高	1日75〜150mg	心・大血管手術，肝切除，膵頭十二指腸切除術，直腸結腸切除術，肝管空腸吻合術，食道切除	術直前：ヒドロコルチゾン100mg 術後：ヒドロコルチゾン50mgを8時間毎，または24時間以上かけてヒドロコルチゾン200mgを持続投与し，以後1日半量の漸減投与（5%ブドウ糖液と0.2〜0.45% NaClを適宜持続投与）

プレドニゾロン5mg以下であれば，通常の維持量の投与は必要だが，追加は不要
プレドニゾロン5mgより多い投与量の場合，通常の維持量に加え表に記載されている量を追加投与する。

（文献10より引用改変）

術後の注意点

1. 術後抗菌薬の使用期間について

炎症性疾患を持つ患者群で，一般集団と異なる抗菌薬プロトコールに従うべきとするエビデンスは今のところない。そのため，感染予防のガイドラインに沿った対応が考えられる。一般的には，皮膚切開の60分前に経静脈的に予防的抗生剤を投与し，術後24時間までの投与終了が推奨されている[11]。

2. 創傷治癒について

術後，創傷治癒過程においては炎症反応により既存コラーゲンの分解また新生により，抗張力が増加し創治癒が得られる。マウス実験レベルでは線維芽細胞によるコラーゲン産生をTNF-αが阻害するといった報告や，逆にBMP-2を介して皮膚修復にTNF-αが有用とする報告もあり，意見の一致を見ていない[12]。ただし，過剰なTNF-αの発現下では組織修復過程に悪影響を及ぼすこと，また骨癒合などにも不利益であるため，症例によっては抗TNF-α作用が創傷治癒に有利となる場合も考えられる。

臨床的には，TNF阻害薬による治療を受けた単一施設の少数例で，創傷治癒また術後感染の率が有意に低いとする報告がある[13]一方で，TNF阻害薬の周術期継続群では創部し開や出血の割合，またSSI発生率が高いとする報告もあり[14]注意を要する。個々の症例に応じた対応が望まれ，骨折手術など準緊急手術で休薬が行えない場合では創傷治癒には細心の注意を払い，創傷治癒の遷延が予想される場合は抜糸後も抗張力を維持する工夫（テーピングなど）を行い，慎重に対応したい。

■ 周術期RA治療について

手術侵襲に対する生体反応では神経内分泌系，心血管系，代謝系また免疫系の多彩な反応が出現する。手術操作に対しマクロファージや好中球などが局所で炎症性サイトカイン（TNF-αやIL-1など）を産生し，その後IL-6，8などの作用で全身性に情報伝播され術後早期に炎症反応が惹起される。その後，抗炎症性サイトカイン（TNFR-1，IL-1ra，IL-10など）が産生され，術後1週間前後が感染のリスク期間とされる。

RAは自己免疫疾患であり上記の生体反応に何らかの影響を及ぼすことが考えられ，合併症リスク低減のため手術侵襲また免疫抑制の程度を考慮し，DMARDsの継続／休薬を検討する。

I. 従来型合成抗リウマチ薬（csDMARDs）休薬について

術後再燃のリスクを低減すること，またcsDMARDs自体が感染リスクへの影響が低いことが期待され，一般的にcsDMARDsは周術期に休薬しない方針が広く支持されている。

a. メトトレキサート（MTX）について

周術期MTX休薬に関するシステマティックレビューでは周術期に5〜10mg程度のMTX継続は感染率と合併症の増加が認められないことが報告されている[15]。本邦でも平均4mg（2〜8mg）程度の少量MTXの継続では術後感染率，創傷治癒遅延（delayed wound healing: DWH）発生に影響がないことが報告され[16]，整形外科予定手術では周術期における少量MTXの継続投与は基本的に術後合併症や創傷治癒には影響せず，再燃のリスクを減少させるとしている。

しかし，整形外科予定手術以外の手術や大量出血を伴う手術，またMTX用量が12mgを超える症例については個々の症例に合わせ，投与継続また中断に関して慎重に検討したい[17]。

b. サラゾスルファピリジン（SASP）について

SASPに関する直接的な周術期休薬のエビデンスは認めないが，TNF阻害薬と術後合併症に関する検討で，SASP使用群において術後合併症のリスクが低いとする報告がある[14]。報告では，細菌の葉酸合成にアザルフィジンが保護的に作用し，感染症リスクを低減する可能性が述べられている。本邦では周術期に投薬を継続する施設が多い。

c. その他

csDMARDsの周術期休薬に関して金製剤，ブシラミン（BUC）など免疫調整薬はSSIまたDWHへの影響は少ないことが予想され，周術期に休薬することは少ない。レフルノミドには休薬に関して相反する2編の報告がみられるが，イグラチモド，タクロリムスに関して報告はみられない。自験例では，タクロリムスに関してのみ術前日の休薬と抜糸後，創部治癒が確認されたのちに再開としている。

2. bDMARDs 周術期休薬に関して

日本整形外科学会リウマチ委員会より，bDMARDs使用群では非使用群と比較し術後感染率の増加はみられないが，人工関節置換例において感染率が有意に高く，また感染例では膝関節，足趾で感染率が高いことが報告されている[18]。また，システマティッ

クレビューでもbDMARDs使用によるDWHへの影響は認めず，大関節の人工関節置換でSSIリスクをわずかに上昇させるとされている[19]。自験例ではbDMARDsのSSI，DWHリスクは確認されなかったが，SSIでは足，足関節手術が，DWHではTKAおよび罹病期間がリスク因子として考えられた[20]。ほかに，本邦からbDMARDsは術後感染のリスクではなく，足，足関節手術がリスク因子であると報告がある[21]。

bDMARDsの影響よりも手術部位の影響が大きい印象であるが，本邦のガイドライン[17]では一定期間の休薬が推奨されている。各種製剤の半減期また参考とされるガイドライン，そして自験例で検討した休薬期間を参照されたい（**表2**）。

a. TNF阻害薬について

TNF阻害薬使用がSSIまたDWHのリスクとなる可能性について，相反する報告が多数あり意見の一致を見ていない[7]。メタアナリシスにより，TNF阻害薬による直近の治療が術後SSIのリスクとする報告があるが[22]，TNF阻害薬の周術期継続また中止に関する検討はされていないため，結果の解釈は慎重に行いたい。

術前休薬に関しては，休薬によるSSIまた術後合併症のリスクが低下するとのシステマティックレビュー[23]がある一方で，エビデンスレベルが低いことから，WHOで

表2 bDMARDs，tsDMARDsの休薬期間に関する報告

生物学的製剤 （製品名）	半減期	投与間隔	中止期間 （JCR）[17]	中止期間 （ACR/ AAHKS）[29]	中止期間 （自験例）
インフリキシマブ （レミケード/ インフリキシマブBS）	8〜10日	静注　8週間	28日	9週間	4週間
アダリムマブ （ヒュミラ）	12〜14日	皮下注　2週間	14日以上	2，3週	2週間
エタネルセプト （エンブレル/ エタネルセプトBS）	4.3日	皮下注　1週間	14〜28日	2週間	1週間〜10日[24]
ゴリムマブ （シンポニー）	12〜14日	皮下注　4週間	記載なし	5週間	2週間
セルトリズマブ ペゴル （シムジア）	12〜14日	皮下注　2週間 または4週間	記載なし	3週間 または5週間	2週間
トシリズマブ/サリルマブ （アクテムラ/ ケブザラ（皮下注のみ））	5.5〜10日 8〜10日	静注　　4週間 皮下注　2週間	記載なし	5週間 3週間	2週間
アバタセプト （オレンシア）	12〜14日	静注　　4週間 皮下注　1週間	記載なし	5週間 2週間	2週間[28]
トファシチニブ （ゼルヤンツ）	3時間	1日2回	記載なし	1週間	継続[30]
バリシチニブ （オルミエント）	10時間	1日1回	記載なし	記載なし	施行例なし

休薬後は創部治癒が得られたのちに再開（通常は10〜14日）
BS：バイオシミラー

（文献17，29より引用改変）

はSSI予防目的でのTNF阻害薬の休薬を推奨していない。

仮に休薬する場合でも，休薬期間をどの程度設けるかについて報告は少ない。ガイドライン，例えばBSR（英国リウマチ学会）では半減期の3〜5倍が提唱されているが，根拠となるエビデンスに乏しい。投与間隔が短い製剤では長期の休薬による再燃が危惧されるため，例えば自験例ではエタネルセプトに関して血中濃度を参考に術前7〜10日の休薬期間を設けている[24]。

インフリキシマブに関して，RAを含む炎症性疾患群について，術後30日以内のSSI発生率，術後1年以内の人工関節周囲感染（PJI）発生は，術前4週未満の休薬と16週以上の休薬で差がないとする報告がある[25]。休薬による再燃リスクを考慮すると，インフリキシマブの術前休薬は4週未満でも可能であることが示唆される。その他製剤に関しても報告が待たれるが，本邦のガイドラインでは，投与間隔また半減期を参考に各種製剤の一定期間の休薬を推奨している[17]。

b. IL-6 阻害薬について

IL-6阻害作用により術後CRP上昇またWBC上昇も正常範囲内にとどまることがあり，局所症状に注意する必要がある。トシリズマブに関して，本邦での多施設共同研究より161例でSSIは1.9%，DWHは12.4%（脊椎手術が最多）との報告があり[26]，創傷治癒に与える影響が懸念される。

IL-6阻害薬としてサリルマブに関しては周術期に関する報告はみられないが，トシリズマブでの経験から，休薬の判断また周術期合併症，特にDWHに注意したい。

c. アバタセプト（ABT）について

周術期に関するABTの報告は少なく，フランスのORAレジストリよりABT使用263手術で，術前5.9週（0.3〜12週）の休薬で2.7%のDWHと2.3%のSSIと，比較的合併症の少ない報告がある[27]。また同報告では，ABTの治療歴が浅い症例，PSL使用量，そして整形外科手術，特に下肢手術が合併症リスクであったと報告している。自験例8例においては，術前平均15.9日，術前後33日間の休薬では術後感染およびDWH，また経過中のflare-upも認めなかった[28]。

本邦のガイドライン[17]では，半減期を目安に一定の期間休薬を推奨とするのみであるが，ABTは投与間隔内での手術が安全に行える印象である。

3. JAK 阻害薬 (tsDMARDs) 休薬について

トファシチニブ（ゼルヤンツ®）はJAK1/3阻害薬として，複数のサイトカインを阻害することから効能効果が期待される反面，周術期の合併症について報告はほとんどない。ACR（米国リウマチ学会）・AAHKS（米国股関節・膝関節外科学会）のガイドラインではTKA，THAの周術期に関して1週間の休薬期間が提唱され[29]，また本邦でのガイドラインでは慎重投与とされている[17]。

しかし，薬物動態として半減期が3時間と短く，半減期を指標とする休薬期間の設定ができない。休薬による再燃の可能性を考慮し，自験例ではTKAを含む12手術に対しトファシチニブを継続したが，足趾手術でDWHを1例認める以外にSSIなど合併症を認めず，また再燃例もなく周術期を経過している[30]。

また，JAK1/2分子に高い選択性を持つバリシチニブ（オルミエント®）に関しても周術期に関するエビデンスは報告されておらず，本邦のガイドラインでも慎重投与と

されるのみである[17]。自験例での経験もなく，今後のエビデンスに期待される。

おわりに

　周術期のRA治療における注意点また対策について，整形外科手術のエビデンスを中心に解説した。特にbDMARDsの休薬に関しては報告が少ない上，各国で統一されたものはなく，個々の症例に応じて判断することが望まれる。

　術前の状態を良好に維持し手術に臨むことは術中また術後の合併症を低減しうるため，休薬の期間については慎重になりすぎないよう注意が必要である。安全かつ有効に使用できる休薬期間に関するエビデンスの蓄積に今後期待したい。

■文献

1) Eka A, Chen AF: Patient-related medical risk factors for periprosthetic joint infection of the hip and knee. Ann Transl Med 3: 233, 2015

2) Goodman SM et al: Flares in Patients with Rheumatoid Arthritis after Total Hip and Total Knee Arthroplasty: Rates, Characteristics, and Risk Factors. J Rheumatol 45: 604-611, 2018

3) Zhu Y et al: Risk factors for periprosthetic joint infection after total joint arthroplasty: a systematic review and meta-analysis. J Hosp Infect 89: 82-89, 2015

4) Everhart JS et al: Medical comorbidities and perioperative allogeneic red blood cell transfusion are risk factors for surgical site infection after shoulder arthroplasty. J Shoulder Elbow Surg 26: 1922-1930, 2017

5) Manrique J et al: Surgical site infection and transfusion rates are higher in underweight total knee arthroplasty patients. Arthroplast Today 3: 57-60, 2016

6) Ogbemudia AE et al: Preoperative predictors for allogenic blood transfusion in hip and knee arthroplasty for rheumatoid arthritis. Arch Orthop Trauma Surg 133: 1315-1320, 2013

7) Fleury G et al: The perioperative use of synthetic and biological disease-modifying antirheumatic drugs in patients with rheumatoid arthritis. Swiss Med Wkly 147: w14563, 2017

8) Skråmm I et al: Surgical Site Infections in Orthopaedic Surgery Demonstrate Clones Similar to Those in Orthopaedic Staphylococcus aureus Nasal Carriers. J Bone Joint Surg Am 96: 882-888, 2014

9) Ravi B et al: Increased surgeon experience with rheumatoid arthritis reduces the risk of complications following total joint arthroplasty. Arthritis Rheumatol 66: 488-496, 2014

10) Liu MM et al: Perioperative Steroid Management: Approaches Based on Current Evidence. Anesthesiology 127: 166-172, 2017

11) Thornley P et al: Postoperative antibiotic prophylaxis in total hip and knee arthroplasty: a systematic review and meta-analysis of randomized controlled trials. CMAJ Open 3: E338-E343, 2015

12) Julier Z et al: Promoting tissue regeneration by modulating the immune system. Acta Biomater 53: 13-28, 2017

13) Bibbo C, Goldberg JW: Infectious and healing complications after elective orthopaedic foot and ankle surgery during tumor necrosis factor-alpha inhibition therapy. Foot Ankle Int 25: 331-335, 2004

14) den Broeder AA et al: Risk factors for surgical site infections and other complications in elective surgery in patients with rheumatoid arthritis with special attention for anti-tumor necrosis factor: a large retrospective study. J Rheumatol 34: 689-695, 2007

15) Loza E et al: A systematic review on the optimum management of the use of methotrexate in rheumatoid arthritis patients in the perioperative period to minimize perioperative morbidity and maintain disease control. Clin Exp Rheumatol 27: 856-862, 2009

16) Murata K et al: Lack of increase in postoperative complications with low-dose methotrexate therapy in patients with rheumatoid arthritis undergoing elective orthopedic surgery. Mod Rheumatol 16: 14-19, 2006

17) 日本リウマチ学会：日本リウマチ学会 ガイドライン. https://www.ryumachi-jp.com/guideline.html: 2019.

4

特定の状況での抗リウマチ薬の薬剤選択と使い方

18) Suzuki M et al: Risk of postoperative complications in rheumatoid arthritis relevant to treatment with biologic agents: a report from the Committee on Arthritis of the Japanese Orthopaedic Association. J Orthop Sci 16: 778-784, 2011

19) Ito H et al: Postoperative complications in patients with rheumatoid arthritis using a biological agent - A systematic review and meta-analysis. Mod Rheumatol 25: 672-678, 2015

20) Kadota Y et al: Risk factors for surgical site infection and delayed wound healing after orthopedic surgery in rheumatoid arthritis patients. Mod Rheumatol 26: 68-74, 2016

21) Kubota A et al: Does use of a biologic agent increase the incidence of postoperative infection in surgery for rheumatoid arthritis after total joint arthroplasty? Mod Rheumatol 24: 430-433, 2014

22) Goodman SM et al: Management of perioperative tumour necrosis factor α inhibitors in rheumatoid arthritis patients undergoing arthroplasty: a systematic review and meta-analysis. Rheumatology (Oxford) 55: 573-582, 2016

23) Clay M et al: Risk of postoperative infections and the discontinuation of TNF inhibitors in patients with rheumatoid arthritis: A meta-analysis. Joint Bone Spine 83: 701-705, 2016

24) Nishida K et al: Time-concentration profile of serum etanercept in Japanese patients with rheumatoid arthritis after treatment discontinuation before orthopedic surgery. Mod Rheumatol 20: 637-639, 2010

25) George MD et al: Perioperative Timing of Infliximab and the Risk of Serious Infection After Elective Hip and Knee Arthroplasty. Arthritis Care Res (Hoboken) 69: 1845-1854, 2017

26) Momohara S et al: Analysis of perioperative clinical features and complications after orthopaedic surgery in rheumatoid arthritis patients treated with tocilizumab in a real-world setting: results from the multicentre TOcilizumab in Perioperative Period (TOPP) study. Mod Rheumatol 23: 440-449, 2013

27) Latourte A et al: Safety of surgery in patients with rheumatoid arthritis treated by abatacept: data from the French Orencia in Rheumatoid Arthritis Registry. Rheumatology (Oxford) 56: 629-637, 2017

28) Nishida K et al: Abatacept management during the perioperative period in patients with rheumatoid arthritis: report on eight orthopaedic procedures. Mod Rheumatol 24: 544-545, 2014

29) Goodman SM et al: Clinical Practice Guidelines: Incorporating Input From a Patient Panel. Arthritis Care Res (Hoboken) 69: 1125-1130, 2017

30) Nishida K et al: The clinical course of patients with rheumatoid arthritis who underwent orthopaedic surgeries under disease control by tofacitinib. Mod Rheumatol, 2018 [Epub ahead of print]

がん患者の関節リウマチ

當間 重人

はじめに

　がんを合併している関節リウマチ（RA）の治療手法について，現在までのところ明確な指針を示したガイドラインなどは存在しない。明確なエビデンスがないことに起因するが，がんの合併が決して稀ではない臨床現場における抗リウマチ薬の投与や選択は，各医師の判断に任されている。本項では，妥当と考えられる一般的事項について記述してみるが，どうしても私見の多い内容にならざるを得ないことを，予め了解いただきたい。

■ 関節リウマチとがん

　一般人口と比較したRA患者におけるがん全体の発症リスク（標準化罹患比）に関しては，高い[1-3]，低い[4,5]，同様[6,7]と，様々な報告がある。我々の解析ではほぼ1であり，日本人RA患者におけるがん全体の発症リスクは，一般人口と比較して有意な差異はないと考えている[8]。これは生物学的製剤など新規抗リウマチ薬の登場後もほぼ不変であり，現在までのところ，抗リウマチ薬の新たな発展による影響は観測されていないといえる[8]。

　しかしながら，悪性リンパ腫は明らかに高い標準化罹患比を示しており，本邦においては2〜6との報告がある[1-3,5,6,8,9]。その理由は明らかになっていないが，関節リウマチの疾患活動性・EBウイルス・抗リウマチ薬（免疫抑制薬）などの関与が想定されている。いずれにせよ，RAの診療に際しては，悪性リンパ腫の合併発症に留意する必要がある。

■ 添付文書にみる抗リウマチ薬とがん

　一部の抗リウマチ薬の添付文書には，「本剤との関連性は明らかではないが，悪性腫瘍の発現も報告されている」，あるいは「一般に，慢性炎症性疾患のある患者に免疫抑制剤を長期間投与した場合，感染症や悪性リンパ腫の発現の危険性が高まることが報告されている」などの記述がみられる。

確かに，抗リウマチ薬投与を中止するだけで完全に回復する「リンパ増殖性疾患」を経験することはあるが，これをもって悪性リンパ腫の原因にもなり得ると直ちに言うことはできない。かかる症例においてリンパ増殖性疾患を惹起した抗リウマチ薬の投与を継続し続けた場合に，いかなる転帰をとるのかは不明だからである。

　現在までのところ，がん全体の発症リスクにおける抗リウマチ薬の影響は，大きなものではないとの報告が多いと思われる。

■ がん既往歴のある関節リウマチ患者の治療

　基本的にがんが治癒したと考えられる場合においては，がん既往歴のない患者と同様に抗リウマチ薬を投与すればよいとも考えられるが，米国リウマチ学会（ACR）によるRA治療ガイドライン（2015年版）[10] によると，

●治療歴がある／未治療の皮膚がん（メラノーマ／非メラノーマ）を有する中等度～高度疾患活動性のEstablished RA患者では，DMARD（疾患修飾性抗リウマチ薬）療法を，生物学的製剤またはJAK阻害薬より優先することを条件付きで推奨する。

●リンパ増殖性疾患の治療歴を有する中等度～高疾患活動性のEstablished RA患者では，リツキシマブ（日本では保険適応ではない）の投与をTNF阻害薬より優先することを強く推奨し，DMARD療法，アバタセプト，またはトシリズマブの併用を，TNF阻害薬より優先することを条件付きで推奨する。

●固形がんの治療歴を有する中等度～高疾患活動性のEstablished RA患者では，固形がんの既往歴がないRA患者と同一の治療を条件付きで推奨する。

とされている。

　なお，「条件付き推奨」のレベルとは，「患者：同じ状況の患者の過半数が推奨された方針を望むが，望まない患者も多数認められる。臨床医：患者が自身の価値観と合致する意思決定ができるよう，その診療方針を提示する。指針策定者：十分な議論が必要であり，利害関係者の参加が認められる。」というものである。

■ 関節リウマチ治療中のがん合併発症

　先述のとおり，RA患者においてもがんの合併発症はごく普通に起こり得ることである。そして，悪性リンパ腫の発症リスクが特に高いことについて，特に留意しておく必要がある。

　がんの治療法として手術，化学療法や放射線療法などが選択されることになるわけだが，がんと診断された時点で投与されていたRA治療薬をどうするか，明確なエビデンスがない現状で，医師はどのような判断をしているのだろうか。NSAIDs（非ステロイド抗炎症薬）やステロイドに関しては，継続に際して不安を感じることは少ないであろう。特にステロイドについては離脱症候群の問題もあることから，継続を選択すべきであると考えられる。

　では，RA治療の中心的薬剤である抗リウマチ薬に関してはどうか。最終的に，がん診療医と協力して治療方針が決定されるべきであることは当然のこととしても，果たして抗リウマチ薬の投与継続の可否に関して合議的に論理的に納得できる結論を出しうるのか。結論は出さねばならないので，とりあえず方針は決めるが，そこにエビデンスはないということになる。エビデンスがないのならば，投与中の抗リウマチ薬が効果を発揮しているのなら，がんの合併発症を気にせずに継続投与すればよいという考え方もあり得る。

　しかし，実際には継続を躊躇したり，中止したりする場合もあろう。その理由はどこにあるのだろうか。一つは，抗リウマチ薬の有する免疫抑制作用である。自己免疫や移植免疫の抑制は，自己免疫疾患や臓器移植領域において有用な治療効果が期待できるが，一方，感染免疫や腫瘍（がん）免疫の抑制は，がんの発生や増長を促すのではないかとの不安が残るからであろう。もう一つは，いわゆる抗がん剤の投与が予定される場合，抗リウマチ薬との相加／相乗効果により有害事象の発症リスクが高まる恐れがあるからである。一例を挙げるならば，抗がん剤および抗リウマチ薬双方ともCYP3A4による代謝を受けるものがあることから，薬物相互作用に注意する必要がある[11]。また，抗がん剤の投与によりRAの疾患活動性が抑えられることもありうるため，一時的に抗リウマチ薬を中止することも選択肢に挙げることができる。

　以下に，現在行われていると考えられる対処法を列挙するが，現実には患者毎に個々の医師が方針を決めているはずである。当然のことながら，基本的に患者・がん担当医との合議の中で意思決定がなされなければならない。

①免疫抑制作用がない，あるいは比較的弱いと考えられる抗リウマチ薬は投与継続を考慮する。

②免疫抑制効果が比較的強力であり，がん治療中の感染症合併リスクが危惧される場合においては，抗リウマチ薬の投与継続についてより慎重に検討する必要がある。治療を弱めるという意味で他の抗リウマチ薬への変更もありうる。

③抗リウマチ薬は中止し，ステロイドによる治療を行う。がん治療が一段落したところで抗リウマチ薬の再開を考慮する。

■ がん治療中における関節リウマチ発病

　がん治療中にRAが発症した場合を想定しているが，実際に経験することは少ないように思われる。抗がん剤による抗リウマチ効果によるものなのかもしれない。抗がん剤が投与されている場合には，薬物相互作用に留意しつつ，前項①で挙げた抗リウマチ薬から試用することが多いと思われる。

　抗がん剤の副作用による関節痛の出現には注意が必要である。発症機序は不明であるが，RAの合併発症と誤ってはならない。関節痛を起こしやすい薬剤としては，パクリタキセル，ドセタキセル，イマチニブ，インターフェロンα，アクチノマイシンD，ニボルマブ，ペムブロリズマブなどが挙げられる。ニボルマブ，ペムブロリズマブでは関節炎やリウマトイド因子陽性化も起こり得るので注意が必要である。これら免疫

チェックポイント阻害薬投与により自己免疫疾患が誘導されうるとされるが，現在までのところ，RAの発症を誘導したという報告は見当たらない。

おわりに

　がんの既往歴，あるいはがんとRAの合併症例における抗リウマチ薬の選択について，私見多く記述した。今後もエビデンスの構築が困難な分野だと思われるが，基本的にはがんもRAも同時に治療することが望ましい。その際には有害事象の発生リスクについて，通常の治療時より，より慎重かつ丁寧な診療が必要である。そして，治療方針の意思決定に際して最も重要なことは，患者・リウマチ担当医・がん担当医による情報の共有である。

■文献

1) Smitten AL et al: A meta-analysi of the incidence of malignancy in adult patients with rheumatoid arthritis. Arthritis Res Ther 10: R45, 2008
2) Chen YJ et al: The risk of cancer in patients with rheumatoid arthritis: a nationwide cohort study in Taiwan. Arthritis Rheum 63: 352-358, 2011
3) Yamada T et al: Incidence of malignancy in Japanese patients with rheumatoid arthritis. Rheumatol Int 31: 1487-1492, 2011
4) Cibere J et al: Rheumatoid arthritis and the risk of malignancy. Arthritis Rheum 40: 1580-1586, 1997
5) Huang WK et al: No overall increased risk of cancer in patients with rheumatoid arthritis: a nationwide dynamic cohort study in Taiwan. Rheumatol Int 34: 1379-1386, 2014
6) Gridley G et al: Incidence of cancer among patients with rheumatoid arthritis. J Natl Cancer Inst 85: 307-311, 1993
7) Kim YJ et al: Mortality and incidence of malignancy in Korean patients with rheumatoid arthritis. J Rheumatol 39: 226-232, 2012
8) Hashimoto A et al: Incidence of malignancy and the risk of lymphoma in Japanese patients with rheumatoid arthritis compared to the general population. J Rheumatol 42: 564-571, 2015
9) Hemminki K et al: Cancer risk in hospitalized rheumatoid arthritis patients. Rheumatology (Oxford) 47: 698-701, 2008
10) Singh JA et al: 2015 American College of Rheumatology Guideline for the Treatment of Rheumatoid Arthritis. Arthritis Care Res (Hoboken) 68: 1-25, 2016
11) 松永尚，千堂年昭：薬物相互作用 (11- 抗がん剤の薬物相互作用). 岡山医学会雑誌 119: 319-322, 2008

肝機能障害のある関節リウマチ

伊藤　聡

はじめに

　関節リウマチ（RA）の治療には，副腎皮質ステロイド（ステロイド），メトトレキサート（MTX）を中心とした従来型抗リウマチ薬（csDMARDs），生物学的製剤（bDMARDs），targeted synthetic DMARDs（tsDMARDs）が使用されるが，特にcsDMARDsでは薬剤性の肝障害を来すことがあり，慎重な投与が必要である。また，抗リウマチ薬の多くは免疫抑制作用があり，肝炎ウイルスを保持している患者では，投与あるいは投与中止により肝炎の悪化を来すおそれがある。本項のタイトルは"肝機能障害のある関節リウマチ"であるが，肝機能が正常な患者でも，ウイルス性肝炎については十分な注意が必要であり，薬剤性肝機能障害とともに解説する。

■ 肝炎ウイルスが関与する肝障害

I. ステロイド, MTX などの免疫抑制薬, bDMARDs, tsDMARDs 使用時の肝炎チェックの実際

　B型肝炎，C型肝炎のチェックが必要であり，HBs抗原，HCV抗体を測定する。B型肝炎ウイルス（HBV）キャリアあるいはC型肝炎ウイルス（HCV）キャリアであった場合は，免疫抑制のない薬剤を選択することが望ましい。

　特にHBVキャリアではMTX投与中あるいは投与中止後の再活性化が報告されており，MTXの投与を極力回避する[1]。bDMARDsやtsDMARDsも同様である。やむを得ず投与する場合には，消化器内科専門医の管理のもと，抗ウイルス薬（例えばエンテカビル水和物など）の予防投与を併用し，慎重にモニタリングする[1]。活動性の肝炎がある場合も当然，消化器内科専門医と密接に連絡を取り合い，RAの治療法を計画する。

　HCVキャリアのRA患者では，抗ウイルス薬治療に関してまず消化器内科専門医などへの相談を考慮する[1]。最近のC型肝炎の治療の進歩は目覚ましく，専門医の介入で完治も可能になっている。MTXの使用によりC型肝炎が増悪する可能性は否定できないため，リスク・ベネフィットバランスを慎重に検討する[1]。

　RA患者で，MTXによるHCVキャリアの劇症肝炎の発症は，文献化はされていないが，適正使用情報には報告されている[2]。日本リウマチ学会（JCR）のTNF阻害薬

使用ガイドラインでは，HCV感染者に対しては，一定の見解は得られていないが，TNF阻害療法開始前に感染の有無に関して検索を行い，陽性者には慎重な経過観察を行うことが望ましい，とされている[3]。

2. MTXによるウイルス性肝炎惹起の現状

MTXの先発品であるリウマトレックス®は，毎年詳細な報告がなされている。最新の適正使用情報Vol.24では，リウマトレックス®の因果関係が否定できない死亡例が730例報告されている[4]。そのうち26例，3.6%が肝障害による死亡であった[4]。筆者もMTXによる死亡例を経験している[5-8]。

1例目は75歳の女性で，HBs抗原が陽性であったが，HBe抗原は陰性で，HBe抗体が陽性であった。MTXが投与されていたが肝機能障害が出現したため，MTXを中止したところ，劇症肝炎を発症し死亡した[5]。ウイルスはprecore mutant virusであることが判明した。この報告はEULARのMTXガイドラインにも引用されている[9]。

2例目は，外来でMTXを使用していた61歳女性患者であった。肝炎ウイルスのチェックはなされていなかった。MTX開始から1年半後に，プレドニゾロン（PSL）5mg/日を開始し，その1年後にミゾリビン（MZR）パルス療法[10]を開始していたが，B型劇症肝炎を発症。HBs抗原陽性を確認し，すぐに消化器内科専門医にコンサルトしエンテカビルやインターフェロンなどの治療を開始したが死亡した[6,7]。肝機能は正常が長く続き，HBVのキャリアからの発症であった。

3. de novo肝炎について

以前は，HBs抗体は中和抗体と考えられ，B型肝炎が治癒していると考えられていたが，強力な免疫抑制を行う抗がん剤治療，臓器移植などで，HBs抗原陰性，HBs抗体陽性患者がB型劇症肝炎を発症し，極めて死亡率が高いことが判明してきた[11]。また，MTXやbDMARDs，さらにtsDMARDsによるB型肝炎既往感染患者からの劇症肝炎（de novo肝炎）も報告されている。HBs抗原が陰性であった場合，HBs抗体，HBc抗体を測定し，陽性の場合はHBV-DNAを測定する（**図1**）[1,11]。50歳以上では，約1/4の患者がB型肝炎既往感染者である[8]。

免疫抑制療法では，治療開始後および治療内容の変更後少なくとも6カ月間は，月1回のHBV-DNA量のモニタリングが望ましい[1]。6カ月以降は，治療内容を考慮して，間隔および期間を検討する。HBV-DNAが20 IU/mL（1.3 Log IU/mL）以上になった場合は，エンテカビルの投与を開始する（**図1**）[11]。消化器専門医へのコンサルトが望ましい。免疫抑制作用のある薬剤は，すべてde novo肝炎を来す可能性があることが判明しており，bDMARDs，tsDMARDs，ステロイド，免疫抑制薬の投与開始時あるいは投与中の患者でも，B型肝炎の既往感染をチェックする必要がある。

筆者も死亡例を経験している[12]。73歳の男性強皮症患者で，PSLを使用し，漸減中に劇症肝炎を発症し死亡した。その後，RA患者でのde novo肝炎での死亡例が全国で報告されている。また筆者は，モニタリング中にHBV-DNAが陽性化する，いわゆる再活性化を数例経験している。bDMARDsを開始して陽性化した症例，PSLを2mg/日から4mg/日に増量しただけで陽性化した症例，MZRを開始したところ陽性化した症例などがあり，さほど強い免疫抑制，あるいは免疫抑制の解除でなくても陽性化することが注目される。エンテカビルの使用により全例で速やかにHBV-DNAは

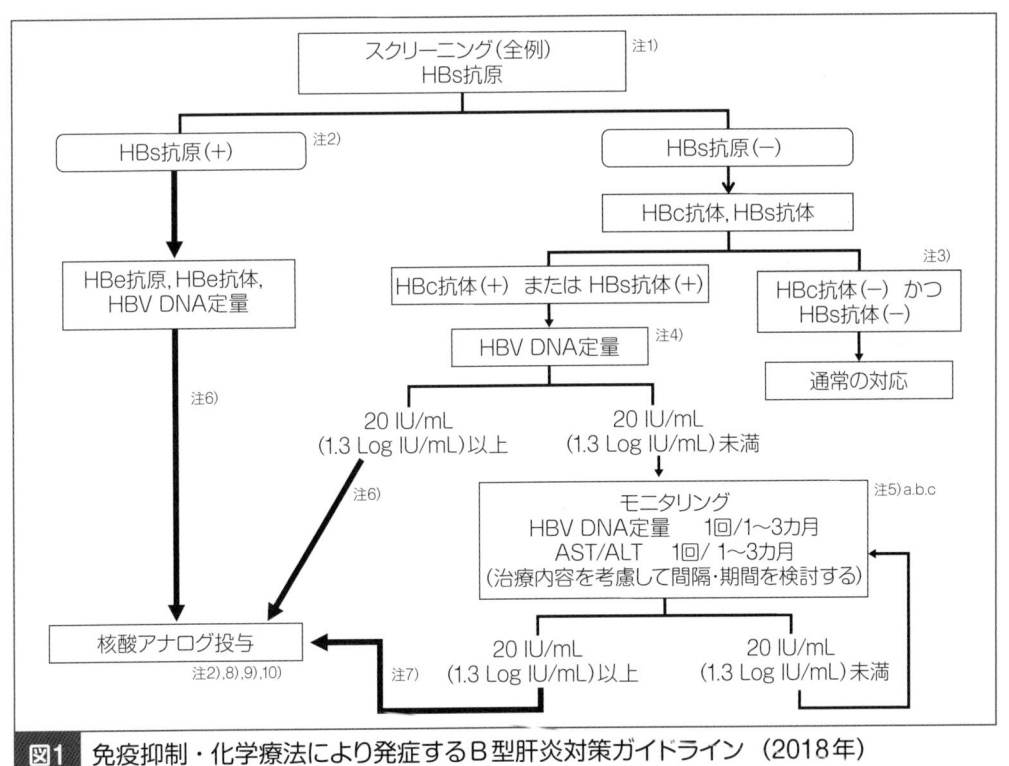

図1 免疫抑制・化学療法により発症するB型肝炎対策ガイドライン（2018年）

*注1）～10）についてはガイドラインを参照いただきたい。　　　　　　　　（文献11より引用）

陰性化しており，HBV-DNA のチェック，再活性化の早期発見，エンテカビルの早期投与の重要性が感じられる。

4. 既往感染患者を見落とさない，既往患者に自覚を持ってもらう

前述のように，B型肝炎の再活性化は，ステロイド，すべての免疫抑制薬，bDMARDs，tsDMARDs で起きる可能性がある。スクリーニングを行っていない患者がいないよう，リウマチ医は細心の注意を払う必要がある。

B型肝炎の既往を有する患者に説明をしても，ほとんどが肝炎の罹患の自覚がないことが多い。「お産のときに肝炎の検査をして大丈夫だと言われています」などの返答があるが，HBs抗原陽性と，B型肝炎の既往の違いをしっかり認識してもらう必要がある。当院では，B型肝炎の既往についての説明を，院内で作成したプリントと，エンテカビルのパンフレットを用いて説明している。

5. E型肝炎にも注意を

RA患者で突然の肝機能の悪化がみられた場合に注意をする。ブタ，イノシシ，シカの生肉が原因といわれているが，必ずしもそうでない。当初，RA患者ではE型肝炎を発症した患者全員がbDMARDsを使用していたと報告されていたが，私たちは必ずしもそうでないことを報告した[13]。

肝機能障害の割に全身状態は比較的良好で，突然肝機能が悪化した場合，MTX使用中の患者では，MTXの肝障害と誤診しやすい。B型肝炎の既往感染がないとわかっている患者ではMTXを中止するが，原因がE型肝炎ウイルスの感染であっても，肝

機能障害は改善するため，MTXによる肝障害と判断してしまい，アンカードラッグのMTXの使用が途切れてしまうという結果になる。IgA型HEV抗体を提出すると，かなり時間が経ってからではあるが，肝障害がE型肝炎であったことが判明し，MTXを再開することが可能になる[13]。

■ 薬剤性の肝障害について，肝障害のある患者への抗リウマチ薬の投与について

I. MTX の肝障害について

肝炎ウイルス非感染患者でMTX投与中のAST/ALTが基準値上限の3倍以内であれば，MTXを調整する，あるいは葉酸製剤の開始または増量を考慮する[1]。基準値上限の3倍以上のときはMTXを一時中止もしくは減量し，葉酸製剤の開始あるいは増量，連日投与を行う[1]。実臨床では，薬剤性肝障害でウルソデオキシコール酸の投与が行われることがあり[14]，筆者も効果を実感しているが，明確なエビデンスはない。

2. その他の csDMARDs の肝障害

ブシラミン（BUC），タクロリムス（TAC），MZRなどは比較的肝障害の少ないcsDMARDsであると考えられる。肝機能障害（異常）はBUCでは1.6%[15]，TACで3.83%[16]，MZRで0.69%[17]と報告されている。サラゾスルファピリジン（SASP）は，時に重篤な肝障害を惹起する[14,18]。骨髄障害出現の可能性もあり，添付文書では開始3カ月までは2週間おきに血液検査をするよう記載されている。

注射金製剤やレフルノミド（LEF）でも肝障害が報告されているが[14]，特にLEFは服用後に腸肝循環をするので注意が必要である[14]。

イグラチモド（IGU）の全例調査（52週）では，2666例における肝機能障害に関する副作用は，259例（9.71%）322件であったが，重篤な肝機能障害は1例も認められなかった[19]。肝機能障害は投与開始12週以内，特にIGU増量時期である投与開始4週から12週に多く認められることから，増量時を含む投薬開始時期に注意をするべきである。IGUも，投与開始から2カ月までは2週間おきに血液検査をするよう，添付文書に記載されている。

3. bDMARDs による肝障害

bDMARDsは感染症に注意しなければならないことは言うまでもないが，実は肝障害や腎障害のある患者では，特に単剤で使用しやすいと考えられる。しかし，稀にbDMARDsを開始して肝機能障害が現れることがあるが，適切な対応で継続が可能であるので，代表例2例を紹介する。

1例目は，他院から紹介された54歳女性で，MTXを12mg/週使用しており，アダリムマブ（ADA）を開始し寛解に導入されたが，肝機能障害が出現した。主治医はMTXを6mg/週に減量し，葉酸を5mg/週から10mg/週に増量して当院に紹介した。肝機能は正常であったので，当院ではMTXを8mg/週に増量し，葉酸を5mg/週に戻し，BUCを開始した。これによりADAの効果減弱を起こすことなく，肝機能障害がない状態で治療継続が可能であり，寛解を維持していたため紹介元に戻っていただい

た。ADAは十分量のMTX使用で効果を発揮するが[20]，投与時にMTXを減量しても
ある程度有効であることも報告されており[21]，MTXを中止するのではなく減量をす
るといういわゆる匙加減が重要である。

　2例目は51歳女性で，これまでオーラノフィン，BUC，MTXを使用していたが活
動性が高く，SASP，TAC，IGUは副作用で中止。肝機能障害を来しやすく，MTXは
4mg/週，FA 1T/週の使用にとどまっており，さらにPSL 4.5mg/日，BUC 200mg/日，
MZR 300mg/週を使用していた。トシリズマブ（TCZ）を開始してPSLの減量を図っ
たが，AST 126 IU/L，ALT 212 IU/Lと悪化。しかし，ここでTCZを中止せず，PSL
以外の内服薬をすべて中止したところ，肝機能は正常化しRAは寛解となり，PSLは
減量，ついには中止が可能であった。それに伴いスタチンの減量も可能であった。
TCZは単剤での使用の効果が認められており[22]，また，強力なステロイドの減量効果
も認められている[23]。いわゆる"Super monotherapy"が功を奏した結果となった。

4. tsDMARDs

　一般に，tsDMARDsでは肝障害の頻度は少ないが[24,25]，現在のガイドラインでは，
過去に8mg/週を超えるMTXの使用経験のあった患者での使用が推奨されており，
tsDMARDs使用時に，MTXの肝障害も関わってくることが考えられる。

5. アセトアミノフェン

　アセトアミノフェンも肝機能障害を来すので注意が必要である[14]。当院で経験した
症例を紹介する。

　59歳女性。発症早期からMTX 6mg/週とADAを使用したが，肝機能障害が出現し，
MTXの増量ができず，筆者が引き継いだときはMTX 4mg/週のみの使用でさらに葉
酸を併用していた。DAS28は5.3と高く，TCZへの変更が考慮されていた。この時点
で筆者に主治医交代したが，アセトアミノフェン1200mg/日を使用していることが判
明し，中止すると肝機能はすぐに正常化し，MTXを10mg/週に増量したところ寛解
に導入でき，2年後にADAを中止した。その後1年半以上経過しているが，いわゆる
バイオフリーの状態で寛解を維持している。

おわりに

　現在のリウマチ医療においては，すべてのリウマチ医は肝炎対策について精通して
いなければならない。キャリアからの肝炎発症，de novo肝炎発症を防ぐため，必要
な検査をしっかり行うこと，また患者教育を行うことが重要である。また，どの薬剤
が肝機能障害を起こしやすいか，肝機能障害が出現したらどう対処するかも把握する
必要がある。

■ 文 献

1) 関節リウマチ治療におけるメトトレキサート（MTX）診療ガイドライン 2016 年改訂版, 日本リウマチ学会 MTX 診療ガイドライン策定小委員会編, 東京, 羊土社, 2016
2) リウマトレックス® 適正使用情報 Vol.11, ファイザー株式会社, 2006
3) 関節リウマチ（RA）に対する TNF 阻害薬使用ガイドライン（2017 年 3 月 21 日改訂版）, 日本リウマチ学会, 2017
4) リウマトレックス® 適正使用情報 Vol.24, ファイザー株式会社, 2018
5) Ito S et al: Development of fulminant hepatitis B (precore variant mutant type) after the discontinuation of low-dose methotrexate therapy in a rheumatoid arthritis patient. Arthritis Rheum 44: 339-342, 2001
6) 近藤裕也ほか：関節リウマチに対するメトトレキサート投与中に B 型劇症肝炎を発症した 1 例, 第 186 回茨城県内科学会, 2009
7) リウマトレックス® 適正使用情報 Vol.16, ファイザー株式会社, 2010
8) 伊藤聡：Bio 治療における肝炎ケアについて. 臨床リウマチ 28: 311-316, 2016
9) Visser K et al: Multinational evidence-based recommendations for the use of methotrexate in rheumatic disorders with a focus on rheumatoid arthritis: integrating systematic literature research and expert opinion of a broad international panel of rheumatologists in the 3E Initiative. Ann Rheum Dis 68: 1086-1093, 2009
10) 伊藤聡：ミゾリビン. 分子リウマチ治療 6: 70-74, 2013
11) B 型肝炎治療ガイドライン（第 3 版）, 日本肝臓学会 肝炎診療ガイドライン作成委員会編, 2018
12) 伊藤聡ほか：PSL 減量で B 型肝炎が悪化した強皮症. リウマチ科 21: 208-212, 2000
13) Kobayashi D et al: Type E hepatitis in rheumatoid arthritis patients. Mod Rheumatol Case Reports. (http://dx.doi.org/10.1080/24725625.2017.1288344)
14) 神代龍吉：リウマチ治療中の薬剤性肝障害. リウマチ科 53: 465-471, 2015
15) リマチル® 錠 医薬品インタビューフォーム 2016 年 1 月改訂, あゆみ製薬株式会社
16) プログラフ® カプセル 医薬品インタビューフォーム 2018 年 7 月改訂, アステラス製薬株式会社
17) 岩下輝美ほか：ミゾリビンの関節リウマチにおける市販後調査の集計結果 －24 週間の使用成績－. 臨床リウマチ 27: 37-44, 2015
18) 宗田憲治ほか：サラゾスルファピリジン（アザルフィジン EN 錠）によると思われる重症肝障害を呈した慢性関節リウマチ（RA）の 1 例. 診断と治療 86: 1558-1560, 1998
19) イグラチモド全例調査（52 週）最終集計報告書
20) Oh K et al: The rate of decrease in disease activity of rheumatoid arthritis during treatment with adalimumab depends on the dose of methotrexate. Intern Med 54: 1035-1041, 2015
21) Kaeley GS et al: Methotrexate Dosage Reduction Upon Adalimumab Initiation: Clinical and Ultrasonographic Outcomes from the Randomized Noninferiority MUSICA Trial. J Rheumatol 43: 1480-1489, 2016
22) Kaneko Y et al: Comparison of adding tocilizumab to methotrexate with switching to tocilizumab in patients with rheumatoid arthritis with inadequate response to methotrexate: 52-week results from a prospective, randomised, controlled study (SURPRISE study). Ann Rheum Dis 75: 1917-1923, 2016
23) Saraux A et al: Glucocorticoid-sparing in patients suffering from rheumatoid arthritis and treated with tocilizumab: the SPARE-1 study. Clin Exp Rheumatol 34: 303-310, 2016
24) Wollenhaupt J et al: Safety and efficacy of tofacitinib, an oral janus kinase inhibitor, for the treatment of rheumatoid arthritis in open-label, longterm extension studies. J Rheumatol 41: 837-852, 2014
25) オルミエント® 錠 4mg, 2mg 市販後調査 2017 年 9 月～ 2018 年 2 月

4 特定の状況での抗リウマチ薬の薬剤選択と使い方

腎機能障害のある関節リウマチ

柱本 照

■ 関節リウマチ患者における腎機能検査所見の留意点

　腎障害の多くは罹病期間とともに進行し，薬剤の長期使用と関節リウマチ（RA）の病態そのものが修飾因子と考えられている。RA患者の検尿では，全体の20%程度に血尿を，10%程度に蛋白尿を，また5%以上の患者には，その両者を認める。

　蛋白尿の程度はほとんどの場合0.5g/日未満とされるが，随時尿で2+以上の血尿を認めた場合，尿路系結石をはじめとする泌尿器疾患の除外が必要である。蛋白尿の存在が予後不良因子とされるため，持続的な蛋白尿を示す症例に対しては，腎生検を視野に入れた積極的な検索が考慮されるべきである[1,2]。蛋白尿を呈する症例の死亡率は尿蛋白陰性RA症例と比べて3倍以上に上昇し，蛋白尿血尿を合併する症例では，その死亡率は4倍を超えて上昇すると報告されている[3]。

　血清クレアチニン（Cr）上昇を伴う症例はRA患者全体の5〜20%程度とされ，糸球体濾過量（GFR）は30〜60mL/分/1.73m^{2}程度に保たれることが多い。加齢や関節機能低下に伴う筋肉量の減少により見掛けの血清Cr値は低値を示すことが多く，女性患者では，この傾向がさらに助長されるため注意が必要である。長期にわたるステロイドの投与も筋肉量を減少させる。血清Cr低下症例における多角的な腎機能評価には，尿中β2ミクログロブリン（β2MG）や尿中N-アセチルβD-グルコサミニダーゼ（NAG）が有用である[4]。

■ RA患者に発生しやすい腎症とその対応

I. メサンギウム増殖性糸球体腎炎

　RA患者に最も多くみられる腎炎で，糸球体にはIgA沈着を伴うこと多いが，RA患者の血清ガンマグロブリンはポリクローナルに増加することが多いため，血清IgA値のみの上昇を示さないこともあり，注意を要する。大部分は蛋白尿を伴わない単独血尿症例で比較的予後良好とされるが，薬剤性メサンギウム増殖性糸球体腎炎は，適切な対応を怠るとネフローゼ症候群に進展することがある[5,6]。

　食塩・蛋白制限の食事療法を基礎に，抗血小板薬・抗凝固薬を用いて腎機能を保護する。メサンギウム増殖性糸球体腎炎ではアンジオテンシンII受容体拮抗薬（ARB）

単剤，あるいはステロイドとの併用が有効であり，蛋白尿が1g/日を超える症例には，中等量のステロイドあるいはステロイドパルス療法の有効性が報告されている。難治症例にはシクロホスファミド，アザチオプリン，シクロスポリン，ミゾリビン（MZB）などの免疫抑制薬が使用され，IgA腎症には扁桃摘出が試みられることもある[7]。

2. 膜性腎症

糸球体基底膜厚が250nm以下に菲薄化する症例が罹病期間の長い高齢者にみられることが多く，薬剤性腎障害の一部が基底膜菲薄化腎症に分類される。他の腎病変に合併して発見されることも多いが，単独血尿症例の予後は比較的良好である[8]。重症例でもステロイド単独投与により寛解に至る例は少なくないが，進行例に対しては厚生労働省調査研究班「ネフローゼ症候群診療指針」に準じて免疫抑制薬とステロイドの併用が推奨される。

3. 続発性アミロイド腎症

RA患者の10〜25%程度に続発性アミロイドーシスが発生し，アミロイド腎症からネフローゼ症候群，腎不全に至る症例も少なからず存在する。肝臓で産生される血清アミロイドA蛋白（SAA）は，関節炎の増悪に伴いアミロイドA蛋白に分解されて，腎，消化管をはじめとする諸臓器に沈着する。腎においては糸球体，メサンギウム領域，腎間質などの部位や沈着量に応じた多彩な腎症を発症する。腎生検による診断確定後の5年生存率は50%程度，血液透析導入後の3年生存率は35%程度とされ，極めて予後不良である。

原疾患の良好なコントロールが発症予防に重要であり，一部にIL-6阻害薬トシリズマブ（TCZ）の有効性が報告されているが，二次性アミロイドーシスに対する治療は未だ確立されていない[4,8]。

薬剤性腎障害とその対応

1. 非ステロイド抗炎症薬（NSAIDs）

腎におけるプロスタグランジン（PGs）合成は腎血流の維持に必須であるが，NSAIDsはアラキドン酸代謝経路におけるシクロオキシゲナーゼ（COX）合成を阻害するため，相対的なPGs低下による腎障害を引き起こす。恒常的に諸臓器に発現するCOX-1の阻害は胃腸障害をはじめ広い範囲の臓器障害を誘引するため，炎症誘導性に発現するCOX-2の選択的な阻害薬が開発されたが，腎においてCOX-2はPGsと同様に血流維持作用を持つため，COX-2選択性の高いNSAIDsでも腎障害のリスクは存在する。

特に加齢とともに腎血流は低下するため，高齢者は発熱や夏季の飲水不足などによる脱水から，容易に腎障害を発症する。非高齢者においてもNSAIDsの長期投与は間質性腎障害の原因となるため，投与量の調整に留意すること，また血中半減期が短いプロピオン酸系NSAIDsの投与が推奨される[9]。

2. メトトレキサート（MTX）

MTXは主に近位尿細管から排泄されるため，GFRや血清Cr値のみを指標とした投

与量調節では十分とは言えない。近位尿細管機能の評価には尿中NAGが優れており，経時的なNAG測定も考慮されるべきかもしれない。

慢性的な消耗性低栄養状態にあるRA患者は低アルブミン血症を呈することも多いが，MTXはアルブミンと結合して尿細管から排泄されるため，低アルブミン血症の患者は血中遊離MTX濃度上昇を来して，副作用発生頻度が上昇しやすくなる[10]。また，MTX代謝物は遠位尿細管と集合管において結晶として析出し得るため，高齢者や夏季の体液量管理が重要である。

3. 金製剤，D-ペニシラミン（D-PC），ブシラミン（BUC）

5～10%程度に蛋白尿発生の報告がある。薬剤有効例で膜性腎症が発症しやすく，投与開始後1年以内の発生が多い特徴があるため，当該期間の定期的な尿検査が推奨される。薬剤中止により数カ月～1年以内に蛋白尿は消失する症例がほとんどであるが，一部は非可逆的な腎症に移行する場合もある。

ブシラミン腎症は本邦に特有で，薬剤投与開始後3カ月～半年以内に尿蛋白陽性となり発見されることが多い。直ちに投与を中止しても，蛋白尿が完全に消失するには数カ月～数年の幅の期間を要することがある。

4. ロベンザリット

投与症例の10～30%に間質性腎障害を来し，中止後も非可逆的な腎機能低下が遷延する。

5. カルシニューリン阻害薬

タクロリムス（TAC）は薬物動態の点からは肝代謝を受ける薬剤であるが，カルシニューリン阻害による腎血流低下作用と血管内皮細胞障害から，慢性的な尿細管萎縮や間質性腎炎を引き起こすことがある。早期の投薬中止で腎機能は回復することが多いが，特に併用薬剤との相互作用で薬剤血中濃度が上昇する症例も多く，定期的な血中濃度測定が推奨される。

6. 生物学的製剤（bDMARDs）

bDMARDsは腎排泄ではなく，添付文書上腎機能障害患者でも投与可能であるが，膜性腎症，間質性腎炎の発症が報告されている。

一部のTNF阻害薬投与患者では，RA患者の特徴であるTh1優位なサイトカインバランスがTh2優位に変化して，抗核抗体をはじめとする抗体産生能が亢進することがある。抗好中球細胞質抗体（ANCA）関連血管炎を伴う腎症合併やループス様腎炎発症に関与すると推測されるが，未だ症例の蓄積も少なく，今後の検討課題であろう。

慢性腎臓病（CKD）合併症例への対応

腎機能低下症例に対して，腎排泄性薬剤は用量用法の調節が必要である。昨今，NSAIDs長期投与による腎機能障害，RA合併骨粗鬆症に対する活性化ビタミンD3誘導体エルデカルシトールとCa製剤併用による腎機能障害の発生が問題となっているため，留意が必要である[4,11]。

1. NSAIDs

CKD症例では，NSAIDsによる腎血流低下が腎前性急性腎不全の引き金となることがある。特に，カルシニューリン阻害薬やアンジオテンシン変換酵素（ACE）阻害薬・ARBの降圧薬併用症例には注意を要する。

2. MTX

腎機能が保たれた症例に対するMTX由来薬剤性腎障害の報告は比較的少ないが，CKD症例に対しては副作用の頻度が上昇する。MTX診療ガイドライン（日本リウマチ学会2016年改訂版）では，GFR＜60mL/分/1.73m^{2}に相当する場合は葉酸併用下の低用量投与開始，透析患者やGFR＜30mL/分/1.73m^{2}に相当する場合，腎障害は投与禁忌とされる。低用量とは通常量の半量投与が妥当であろう。

3. ステロイド・サラゾスルファピリジン（SASP）・イグラチモド（IGU）・TAC・レフルノミド（LEF）

これらは肝代謝薬剤であり，CKD患者にも比較的安全に投与可能である。

4. TAC，MZB

血中濃度をモニターし低用量から開始。その後，維持投与量を決定する。

5. トファシチニブ（TOF）

添付文書上は慎重投与とされる。中等度以上の腎障害症例には5mg/日投与とする。

維持透析関節リウマチ患者への対応

透析症例患者では，腎排泄型薬剤の使用量について注意を要する。RA患者ではアミロイドーシスによる腎障害が透析導入者の多数を占めるが，治療薬による腎障害も無視できない。透析患者にRAが後発的に発症した場合，SASP，BUC，D-PCのいずれか，あるいは併用が選択される。次いでTAC，MZB，LEF，IGUの4剤も併用薬として選択可能である[12,13]。

1. NSAIDs

無尿透析症例には少量の投与は可能とされる。アセトアミノフェンやオピオイドが推奨されるが，少量でも自尿が保たれる症例には，薬剤による腎血流低下を考慮し使用を控える。

2. MTX

腎排泄型薬剤であり，血中濃度上昇による副作用誘発の点で，使用は推奨されない。

3. SASP

透析患者への蓄積性はないとされる。連日投与，間欠投与ともに可能で，RA疾患活動性に応じて処方されてよいが，初期量は500mg/日が妥当であろう。

4. BUC

腎排泄薬剤で，健常腎では投与後24時間で40%程度が尿中に排泄される。透析日のみ透析後に100mgを処方する投与法がほぼ確立されている。

5. D-PC

約40%が腎から排泄される。通常量投与で味覚障害発生の報告があり，透析日のみ

透析後に100mg程度の処方が推奨される。

6. TAC

　腸管吸収肝代謝薬剤であるため，血中濃度をモニターしつつ低用量から開始する。健常腎機能を持つRA患者と同様，3mg/日まで増量可能とされる。

7. MZB

　他剤との併用で，血中濃度モニター下での投与がよい。血中薬剤濃度と腎機能が関連するため，最初は透析日のみ透析後に投与し，血中濃度を測定しつつ投与量を決定する。

8. LEF

　腸管吸収・肝代謝型の薬剤であり，透析患者での蓄積は少ないと考えられている。代謝後薬剤の半減期は約2週間とされ，本剤投与開始時に血中濃度を高く維持するローディングは避けることが望ましい。添付文書上は，慎重投与とされる。

9. IGU

　未変化・活性化代謝物の腎排泄は1％未満であり，腎不全症例にも減量は不要である。

10. 金製剤

　透析性のない薬剤であり，透析症例への使用は禁忌である。

11. 生物学的製剤

　網内系細胞内で分解代謝されるため，腎への影響は少ない。いずれの薬剤もMTX非併用で用いる。透析患者の易感染性を十分に考慮した上で，薬剤と投与量を選択することが望ましい。可能な限り，比較的少量投与あるいは投与間隔延長を試みるべきである。TCZは腎外クリアランスで，血清アミロイドAを低下させる作用が報告されているが，生物学的製剤の使用が透析患者の生命予後を延長させるか否かについて，現状，確立された見解はない。

12. TOF

　腎外でのクリアランスが大きく，腎排泄は未変化代謝物の約30％であるが，本邦のガイドラインではMTXとの併用が推奨されているため，腎不全症例への投与は控えるべきであろう。

　現在，本邦で使用される経口リウマチ治療薬を一覧して提示する[14]（**表1**）。今後の診療の参考とされたい。

表1 本邦で使用される経口リウマチ治療薬

一般名（商品名）	半減期	透析性	腎障害への対応	備考
オーラノフィン	17日 （6mg内服）	なし	CLcr<50mL/分以下では投与を避ける	
ペニシラミン （メタルカプターゼ）	2.3時間 （200mg内服）	なし	重篤な腎障害を誘引する可能性があるため，投与を避ける	尿中未変化体排泄率は40%
ロベンザリットニナトリウム （カルフェニール）	9.4時間 （80mg内服）	不明	腎障害またはその既往歴のある患者では，血中半減期の延長等により，副作用が増強される	投与症例10～30%に間質性腎障害を来す
ブシラミン （リマチル）	1.0時間 （200mg内服）	あり	ネフローゼ症候群など重篤な腎障害が現れることがあるため禁忌	透析患者に対しては週3回透析後100mg
アクタリット （オークル, モーバー）	0.86時間 （100mg内服）	あり	25%に減量，または100mg/日 薬物動態情報不足につき，透析患者への投与は避ける	代謝を受けず，ほぼ100%尿中排泄される
サラゾスルファピリジン （アザルフィジンEN）	4.0時間	なし	透析患者に対しても減量の必要なし	10%程度の未変化体は小腸で，他は大腸で分解される
イグラチモド （ケアラム, コルベット）	73.3±15.6時間 （非高齢男性）	不明	透析患者に対しても減量の必要なし	未変化体の尿中排泄は1%未満
レフルノミド （アラバ）	16日 （10mg内服）	なし	透析患者に対しても減量の必要なし	
メトトレキサート （リウマトレックス, メトレート）	3～10時間 （低用量） 8～15時間 （高用量）	なし	GFR<60mL/分/1.73m^{2}の場合は低用量から開始 GFR<30mL/分/1.73m^{2}の場合は禁忌	
タクロリムス （プログラフ）	4～41時間 （二相性に変動し，個人差が大きい）	なし	透析患者に対しても減量の必要はなし	尿細管萎縮や間質性腎炎を引き起こすことがあるため，血中濃度測定を推奨する
ミゾリビン （ブレディニン）	2.4時間 （100mg内服/腎機能低下で延長）	あり	CLcr 10～50mL/分では25～60%以下に減量。 透析患者には血中濃度に準じて投与量を決定する	腎障害患者では血中濃度が上昇し，骨髄抑制が起こりやすい
トファシチニブ （ゼルヤンツ）	3.28時間 （5mg/1日2回反復投与）	不明	中等度以上の腎障害症例には5mg/日投与	未変化体の肝代謝が約70%，腎排泄が30% 半減期の平均値は重度の腎機能では3.8時間まで延長
バリシチニブ （オルミエント）	11時間 （4mg/1日1回反復投与）	あり	eGFR≧60mL/分/1.73m^2：4mgを1日1回， 30mL/分/1.73m^2≦eGFR<60mL/分/1.73m^2：2mgを1日1回投与， eGFR<30mL/分/1.73m^2：投与しない	尿中の酸化代謝物排泄は5%程度

（文献14より）

■ **文 献**

1) 寺井千尋：関節リウマチの腎障害．骨・関節・靱帯 20: 1047-1053, 2007
2) 神田浩子：膠原病と腎臓病変．日内会誌 98: 2476-2485, 2009
3) Sihvonen S et al: Renal disease as a predictor of increased mortality among patients with rheumatoid arthritis. Nephron Clin Pract 96: 107-114, 2004
4) 東直人，佐野統：関節リウマチ．日内会誌 100: 1237-1243, 2011
5) Boers M et al: Renal findings in rheumatoid arthritis:clinical aspects of 132 necropsies. Ann Rheum Dis 46: 658-663, 1987
6) 中野正明ほか：関節リウマチの関節外病変．腎臓，関節リウマチ，宮坂信之編，大阪，最新医学社，2002，pp67-73
7) 堀野太郎，寺田典生：メサンギウム増殖性糸球体腎炎，管内増殖性糸球体腎炎，半月体形成性糸球体腎炎．日内会誌 98：1036-1041，2009
8) 中野正明：関節リウマチの腎障害に対する留意点．日内会誌 94: 859-863, 2005
9) Perazella MA, Tray K: Selective cyclooxygenase-2 inhibitors: a pattern of nephrotoxicity similar to traditional nonsteroidal anti-inflammatory drugs. Am J Med 111: 64-67, 2001
10) Wiland P et al: N-acetyl-beta-D-glucosaminidase urinary excretion as an early indicator of kidney dysfunction in rheumatoid arthritis patients on low-dose methotrexate treatment. Br J Rheumatol 36: 59-63, 1997
11) 赤井靖宏：腎疾患を有する RA 患者の治療法とその注意点．臨床リウマチ 19: 217-221, 2007
12) 黒田毅：透析中の関節リウマチ治療．炎症と免疫 21: 362-367, 2013
13) 秋山雄次：維持透析中の関節リウマチ患者における抗リウマチ薬の使用法．日本臨床免疫学会会誌 34: 485-492, 2011
14) 透析患者への投薬ガイドブック，平田純生，古久保拓編著，東京，じほう，2010

4

特定の状況での抗リウマチ薬の薬剤選択と使い方

特定の状況での抗リウマチ薬の薬剤選択と使い方

難治性リウマチ性疾患

松井　聖

難治性リウマチ性疾患には，悪性関節リウマチ，脊椎関節炎（体軸性脊椎関節炎の代表として強直性脊椎炎，主に末梢性脊椎関節炎として乾癬性関節炎）がある。また，リウマチ性多発筋痛症や成人発症スチル病なども難治性である場合が少なくない。本項ではこれらの疾患を取り上げて，治療薬の選択について概説する。

悪性関節リウマチ

関節リウマチ（RA）は関節滑膜炎と骨・軟骨破壊を特徴とする全身性自己免疫疾患であるが，関節以外にも様々な臨床症状を伴う。関節外症状の中で，RA に伴う中小血管炎はリウマトイド血管炎（rheumatoid vasculitis: RV）と呼ばれており，罹病期間が長く関節破壊が進行した RA にみられることが多く，様々な病変を呈する。海外では RV と呼ばれているが，日本では「血管炎をはじめとする関節外症状を認め，難治性もしくは重篤な臨床病態を示す RA」が悪性関節リウマチ（malignant RA: MRA）と定義され，指定難病となっている。MRA は診断基準から肺線維症，間質性肺炎，胸膜炎などが含まれており，RV と同一病態を示すものではない。

1. 臨床像

RA の症状に血管炎を伴っていることから，小血管から中型動脈の血管炎を起こすことが知られている。小血管は皮膚では，紫斑，網状皮斑，爪下出血，爪周囲血栓，白血球破砕性血管炎を起こす。また，目では上強膜炎，リウマトイド結節がみられる。四肢末梢では皮膚潰瘍，壊疽性膿皮症，指趾壊疽，多発単神経炎がみられる。臓器病変として，全身性血管炎（発熱，体重減少），漿膜炎，腸管，腎，脾，膵臓，睾丸の炎症，間質性肺炎（肺線維症）などがある。

2. 診断基準

表1に示す[1]。

3. 治療

MRA の治療は，基本的に RA に対して何らかの治療薬が投与されているため，その治療は個々の症例において検討される。さらに，MRA に伴う関節外病変を制御することである。実際にはメトトレキサート（MTX）をはじめとする疾患修飾性抗リウマチ薬（disease-modifying anti-rheumatic drugs: DMARDs），生物学的製剤（biological

---

表1 悪性関節リウマチの診断基準

1. **臨床症状**

(1) 多発性神経炎：知覚障害，運動障害いずれを伴ってもよい。

(2) 皮膚潰瘍または梗塞または指趾壊疽：感染や外傷によるものは含まない。

(3) 皮下結節：骨突起部，伸側表面もしくは関節近傍にみられる皮下結節

(4) 上強膜炎または虹彩炎：眼科的に確認され，他の原因によるものは含まない。

(5) 滲出性胸膜炎または心嚢炎：感染症など，他の原因によるものは含まない。癒着のみの所見は陽性ととらない。

(6) 心筋炎：臨床所見，炎症反応，筋原性酵素，心電図，心エコーなどにより診断されたものを陽性とする。

(7) 間質性肺炎または肺線維症：理学的所見，胸部X線，肺機能検査により確認されたものとし，病変の広がりは問わない。

(8) 臓器梗塞：血管炎による虚血，壊死に起因した腸管，心筋，肺などの臓器梗塞

(9) リウマトイド因子高値：2回以上の検査で，RAHAないしRAPAテスト2560倍以上（RF960IU/mL以上）の高値を示すこと

(10) 血清低補体価または血中免疫複合体陽性：2回以上の検査でC3,C4の血清補体成分の低下またはCH50の補体活性化の低下をみること，または2回以上の検査で血清免疫複合体陽性（C1q結合能を基準とする）をみること

2. **組織所見**

皮膚，筋，神経，その他の臓器の生検により小ないし中動脈の壊死性血管炎，肉芽腫性血管炎ないしは閉塞性内膜炎を認めること。

3. **判定基準**

ACR/EULARによる関節リウマチの分類基準2010年を満たし，上記に挙げる臨床症状（1）〜（10）のうち3項目以上を満たすもの，または1項目以上と2つの組織所見を満たすものを，悪性関節リウマチ（MRA）と診断する。

4. **鑑別疾患**

鑑別すべき疾患，病態としては感染症，続発性アミロイドーシス，治療薬剤（薬剤誘発性間質性肺炎，薬剤誘発性血管炎など）の副作用が挙げられる。アミロイドーシスは，胃，直腸，皮膚，腎，肝などの生検によってアミロイドの沈着をみる。関節リウマチ（RA）以外の膠原病（全身性エリテマトーデス，強皮症，多発性筋炎など）の重複症候群にも留意する。シェーグレン症候群は関節リウマチに最も多く合併しやすく，悪性関節リウマチにおいて10%の合併をみる。フェルティー症候群も鑑別すべき疾患であるが，この場合，白血球減少，脾腫，易感染性をみる。

RAHA: rheumatoid arthritis hemagglutination, RAPA: rheumatoid arthritis particle agglutination, RF: rheumatoid factor, ACR: 米国リウマチ学会, EULAR: 欧州リウマチ学会　　　　　　　　（文献1より）

DMARDs: bDMARDs），ステロイド，各種の免疫抑制薬などが病変の部位・種類や重症度によって選択される。推奨度，エビデンスレベルから考慮してもよく，エビデンスがあるものにはシクロホスファミド（CY），TNF阻害薬がある。また，保険適応がないものにリツキシマブ（RTX），その他に推奨度があるものはステロイド，アザチオプリン（AZA），MTX，トシリズマブ（TCZ）である。

脊椎関節炎

脊椎関節炎（SpA）は，体軸性SpAと末梢性SpAに分けられる（**図1**）[2]。

体軸性SpAは，慢性に持続する炎症性背部痛があり，潜行性に発症し，症状が出現

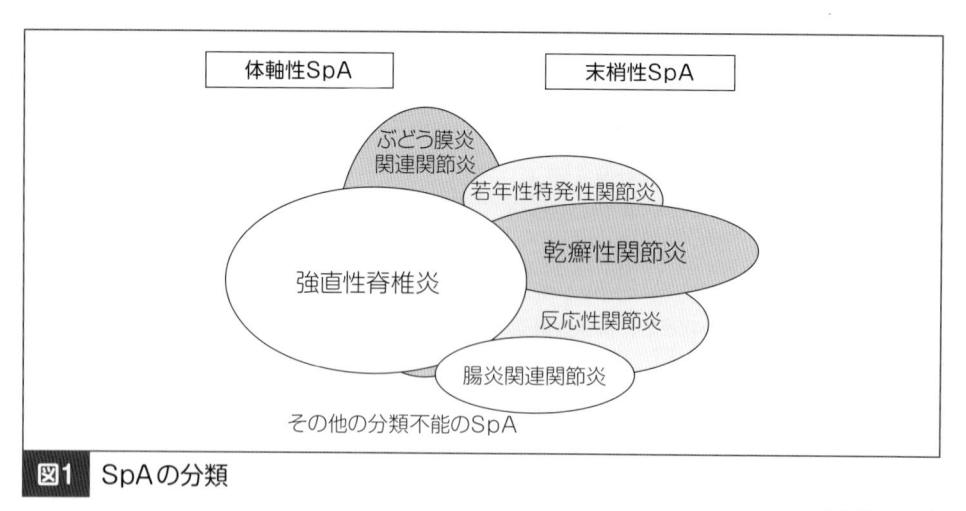

図1 SpAの分類

（文献2より）

する。一般の背部痛は，疼痛の出現や増悪の起因となる事象が存在し，安静で軽快する場合が多いのに対して，炎症性背部痛は，起因がなく，安静でむしろ増悪し，運動で軽快することから鑑別に用いられる[3]。また，国際脊椎関節炎評価学会（ASAS）の分類基準では，45歳未満で3カ月以上続く背部痛がみられることが分類のアルゴリズムの起点となっている。続いて画像診断を進めていく。特に初期の症例では，MRIが有用で，仙腸関節炎の確認を行うことが重要である。体軸性SpAの治療において，非ステロイド抗炎症薬（NSAIDs）に対する反応性がよいことが分類基準の一つにも挙げられており，特徴とされている。

　一方，末梢性SpAは，手指や足趾などの末梢関節の炎症のほかに，付着部炎，指趾炎などの症状がみられることが特徴である。この点で，RAや変形性関節症との鑑別に用いられる。

　SpAの臨床的特徴を手がかりとして，ぶどう膜炎の有無，乾癬の皮疹の有無，炎症性腸疾患の有無，クラミジアをはじめとする先行感染の有無，SpAの家族歴の有無，HLA-B27の存在の有無を確認することが重要である。

I. 強直性脊椎炎

　強直性脊椎炎（AS）は体軸性SpAの代表的疾患である。わが国の有病率は約0.02〜0.03%と推定される。一般人口のHLA-B27の保有率は地域・民族によって異なり，欧米では保有率が8〜14%であるのに対し日本では0.3%であるため，有病率も低い。男女比は3〜4：1で男性に多い。ASの約90%はHLA-B27陽性であるが，陽性者の10%しかASを発症しない。

治療：RAに用いられるDMARDsは反応性が乏しいことから，NSAIDsの効果が不十分であれば，生物学的製剤を使用することが推奨されている[4]。生物学的製剤の中ではTNF阻害薬（インフリキシマブ，アダリムマブ）が保険適応になっており，疼痛に関する効果はあり，進行を抑制する可能性が示されている。また，海外では，抗IL-17抗体薬（セクキヌマブ，イキセキズマブ）や抗IL-17受容体薬（ブロダルマブ）の効果が確認されており，国内でも治験が始まっている。

2. 乾癬性関節炎

乾癬性関節炎（PsA）は，乾癬の皮疹に加え，末梢性関節炎，軸性関節炎，さらに，付着部炎，指趾炎，腱膜炎などが生じる疾患である。診断にはCASPAR分類基準が用いられ，爪病変や骨びらんと骨化を伴うjuxta-articular new bone formationが記載されている[5]。PsAの早期診断のためには，アキレス腱や足底部の痛みや腫れ，臀部や腰部の痛み（炎症性腰背部痛），指趾炎や朝のこわばり，爪の点状陥凹や爪甲剥離（爪乾癬），被髪頭部の紅斑・鱗屑（頭部乾癬）などの症状を丁寧に診察する必要がある。

治療：体軸性SpAと違って，サラゾスルファピリジンやMTXなどのDMARDsに対する有効性があることから，NSAIDsに効果不十分な症例には，DMARDs，生物学的製剤の順で使用することが推奨されている[6]。生物学的製剤はTNF阻害薬（インフリキシマブ，アダリムマブ）と抗IL-17抗体薬（セクキヌマブ，イキセキズマブ）や抗IL-17受容体薬（ブロダルマブ）が保険適応になっており，乾癬の皮疹には著効し，関節炎についても進行を抑制する可能性が示されている。さらに，乾癬においては抗IL-23p19抗体薬（グセルクマブ）が保険適応になっており，関節炎に対する評価が検討されている[7]。

■ リウマチ性多発筋痛症

リウマチ性多発筋痛症（polymyalgia rheumatica: PMR）とRS3PE症候群（remitting seronegative symmetrical synovitis with pitting edema）は高齢者に好発する慢性炎症性疾患である。これらの疾患は，高齢発症関節リウマチ（elderly onset rheumatoid arthritis: EORA）とともに，血清反応陰性を伴う関節炎が鑑別診断にあがる疾患群である。

PMRは通常50歳以上の中高年に発症し，女性（50～70%）に多く，頸部，肩，股関節およびその周囲の持続性の疼痛と45分以上持続する朝のこわばりを特徴とする，急性発症の炎症反応を示す疾患である[8,9]。

1. 臨床像

昨日まで元気だった高齢者が，「ある朝起きようとしたら，肩から背中，腰にかけて痛くて寝返りを打つのも難しい」と訴えることが多い。つまり，高齢者での，①急性発症・日単位の経過，②左右対称性の肩・腰の痛み，に注意して病歴をとると診断しやすい。

身体診察では，PMRの場合，肩甲骨が動かないように検者は被検者の肩を上から押さえる。逆側の手で検者の親指を下に向けた状態から，肘を伸ばしたまま他動的に上肢を挙上させてみて観察する（Neer test）[10]。被検者の肘を持ち90度の屈曲位で固定し，さらに肩を90度内旋したまま前方に屈曲させる（Hawkins test）[10]。また，股関節を内旋させることで疼痛の誘発があるかを診る[10]。

2. 検査所見

PMRには疾患特異的マーカーはない。非特異的な炎症反応，CRPの上昇や赤沈の亢進が認められる。また，MMP-3（matrix metalloproteinase-3）は著増することが多

い。CKなどの筋逸脱酵素の異常はなく，リウマトイド因子（RF）や抗核抗体などの自己抗体が陽性になることは少ない[11]。

　PMRの画像所見では，関節超音波，MRI（magnetic resonance imaging）やFDG-PET（fluorodeoxy glucose positron emission tomography）において，肩峰下や三角筋下，大転子部の滑液包炎が認められ，その診断価値は高い。

3. 治療

a. ステロイド投与法

　2015年EULAR/ACRのPMR管理の推奨[12]では，プレドニゾロン換算で12.5〜25mg/日を4〜8週間で開始する。日本人に応用する場合，体重差があるので注意が必要である。その後，4週毎に10mgから1mgずつ減量することが推奨されている。後ろ向きコホート研究から，ステロイド減量速度が遅い方が再発率は低いことが示されているので，この推奨となった。

b. 再発率

　ステロイド減量中の再発率は一般的に30〜50%程度と報告されている。治療開始時の再発予測因子については一定のコンセンサスが得られたものはないが，2015年EULAR/ACRのPMR管理の推奨ではESR，女性，末梢関節病変が紹介されている[12]。また，前向き観察研究から治療開始後にCRPが正常化しない症例では再発しやすいことが示されている[13]。

c. ステロイド抵抗性の治療

　2015年EULAR/ACRのPMR管理の推奨[12]では，MTXの使用を考慮することが具体的に明記された。再発例やステロイドの副作用が問題となる症例，ステロイドの長期継続が必要な症例においてMTXを検討することが推奨されている。わが国では，MTXはPMRに対しては保険適応ではないので注意が必要である。

4. 合併症

　PMRの20%前後に巨細胞性動脈炎の合併がある[9]。逆に巨細胞性動脈炎の50%にPMRが合併する[9]。PMRの診断時，治療の反応性が悪い場合，再発時には，巨細胞性動脈炎の合併を疑い精査する必要がある。特に眼症状には注意すべきで，両側性または一側性，一過性または永続性の種々の視力・視野異常などがみられ，10〜20%が失明に至る。

成人発症スチル病

　成人発症スチル病（adult's onset Still's disease: AOSD）は，発熱，関節痛，定型的皮疹を有する炎症性疾患である。この疾患は自己抗体や自己反応性T細胞が存在しないことから，自己炎症性症候群の一つと考えられている。マクロファージの活性化によりIL-6やIL-18などの炎症性サイトカインの上昇や血清フェリチンの増加がみられ，肝脾腫や全身のリンパ節腫脹も認められる。

I. 診断基準と重症度分類

　診断は，Yamaguchiらの分類基準（表2）[14]による。

表2	成人発症スチル病（AOSD）のYamaguchiらの分類基準（1992年）

大項目
1) 39℃以上の発熱が1週間以上続く
2) 関節症状が2週間以上続く
3) 定型的な皮膚発疹
4) 80%以上の好中球増加を伴う白血球増多（10000/mm³以上）

小項目
1) 咽頭痛
2) リンパ節腫脹あるいは脾腫
3) 肝機能障害
4) リウマトイド因子陰性および抗核抗体陰性

除外項目
1) 感染症（特に敗血症，伝染性単核球症）
2) 悪性腫瘍（特に悪性リンパ腫）
3) 膠原病（特に結節性多発動脈炎，悪性関節リウマチ）

大項目中2項目以上に該当し，かつ，小項目の各項目を含めて5項目以上に該当する場合に成人発症スチル病と診断する。
ただし，大項目，小項目に該当する事項であっても除外項目に該当する場合は除外する。

（文献14より）

　重症度分類は，①漿膜炎，②播種性血管内凝固症候群（DIC），③血球貪食症候群，④好中球比率増加，⑤フェリチン高値，⑥著明なリンパ節腫脹，⑦ステロイド抵抗性，の7項目の合計スコアが2点以上を中・重症とする（①と④～⑦が各1点，②および③が各2点）[15]。

2. 治療

　まずはステロイドであり，プレドニゾロン（～0.5mg/kg/日）を2～3分割で投与する。炎症反応や症状の強い例，合併症を有する例では～1.0mg/kg/日を投与する。さらに，マクロファージ活性化症候群（MAS）やDICなどの重症合併症がある場合や経口ステロイドに対する反応が不良な例では，メチルプレドニゾロンパルス療法（0.5g/body×3日間）を行う。ステロイドで効果が不十分な場合，併用療法を行うが定まったものはない。

　保険適応外になるが，本邦では免疫抑制薬として，MTXとシクロスポリン（CyA）が使われている。また近年，海外では抗IL-1製剤（アナキンラ）の高い有効性が示され，第一選択薬となっている。本邦では同剤は未発売であり，抗IL-6受容体抗体（トシリズマブ）が最も多く使われている[16,17]。

■ 文 献

1) 厚生労働省．悪性関節リウマチ．概要．診断基準等．平成 27 年 1 月 1 日施行の指定難病 (新規・更新)．(http://www.mhlw.go.jp/stf/seisakunitsuite/bunya/0000062437.html)

2) Zeidler H, Amor B: The assessment in Spondyloarthritis International Society (ASAS) classification criteria for peripheral spondyloarthritis and for spondyloarthritis in general: the spondyloarthritis concept in progress. Ann Rheum Dis 70: 1-3, 2011

3) Sieper J et al: New criteria for inflammatory back pain in patients with chronic back pain: a real patient exercise by experts from the Assessment of SpondyloArthritis international Society (ASAS). Ann Rheum Dis 68: 784-788, 2009

4) Rudwaleit M et al: The development Assessment of Spondyloarthritis international Society classification criteria for axial spondyloarthritis (part I): Classification of paper patients by expert opinion including uncertainty appraisal. Ann Rheum Dis 68: 770-776, 2009

5) Taylor W et al: Classification criteria for psoriatic arthritis: development of new criteria from a large international study. Arthritis Rheum 54: 2665-2673, 2006

6) Rudwaleit M et al: The assessment of SpondyloArthritis International Society classification criteria for peripheral spondyloarthritis and for spondyloarthritis in general. Ann Rheum Dis 70: 25-31, 2011

7) Gossec L et al: European League Against Rheumatism (EULAR) recommendations for the management of psoriatic arthritis with pharmacological therapies: 2015 update. Ann Rheum Dis 75: 499-510, 2016

8) Bird HA et al: An evaluation of criteria for polymyalgia rheumatic. Ann Rheum Dis 38: 434-439, 1979

9) 松井聖, 佐野統：鑑別診断が必要な疾患 リウマチ性多発筋痛症．日本臨牀 72 (増 3)：325-330, 2014

10) 陶山恭博，岸本暢将：リウマチ性多発筋痛症の鑑別診断．日本医事新報 4651: 24-30, 2013

11) 松井聖ほか：当科におけるリウマチ性多発筋痛症の臨床的特徴と治療の検討．臨床リウマチ 28: 135-142, 2016

12) Dejaco C, European League Against Rheumatism et al: 2015 Recommendations for the management of polymyalgia rheumatica: a European League Against Rheumatism/American College of Rheumatology collaborative initiative. Ann Rheum Dis 74: 1799-1807, 2015

13) Salvarani C et al: Acute-phase reactants and the risk of relapse/recurrence in polymyalgia rheumatica: a prospective follow up study. Arthritis Rheum 53: 33-38, 2005

14) Yamaguchi M et al: Preliminary criteria for classification of adult Still's disease. J Rheumatol 19: 424-430, 1992

15) 難病情報センター，成人スチル病 (指定難病 54) (www.nanbyou.or.jp/entry/282)

16) Asanuma YF et al: Nationwide epidemiological survey of 169 patients with adult Still's disease in Japan. Mod Rheumatol 25: 393-400, 2015

17) Suematsu R et al: Therapeutic response of patients with adult Still's disease to biologic agents: multicenter results in Japan. Mod Rheumatol 22: 712-719, 2012

4 特定の状況での抗リウマチ薬の薬剤選択と使い方

シェーグレン症候群のある関節リウマチ

坪井 洋人　　萩原 晋也　　住田 孝之

■ シェーグレン症候群のある関節リウマチの特徴

1. シェーグレン症候群の概念と病型

シェーグレン症候群（Sjögren's syndrome: SS）は，CD4陽性T細胞の浸潤を中心とした唾液腺炎・涙腺炎を主体とし，抗核抗体（anti-nuclear antibody: ANA），リウマトイド因子（rheumatoid factor: RF），抗SS-A抗体／抗SS-B抗体等の様々な自己抗体の出現がみられる自己免疫疾患である[1,2]。

SSは他の膠原病の合併がみられない一次性SSと，関節リウマチ（rheumatoid arthritis: RA）や全身性エリテマトーデス（systemic lupus erythematosus: SLE）などの膠原病を合併する二次性SSとに大別される[3]。さらに一次性SSは，病変が唾液腺炎・涙腺炎などの腺性症状だけの腺型（glandular form）と，病変が全身諸臓器に及ぶ腺外型（extra-glandular form）とに分類される[1,2]。

2. 関節リウマチとシェーグレン症候群の合併

2011年に厚生労働省研究班によって本邦で行われた全国疫学調査では，二次性SSに合併する他の膠原病の中では，RAが38.7%で最多，次いでSLEが22.2%であった[4]。一方で，RAにおける二次性SSの合併率は，10〜24%と報告されている[2]。

509例のRAの検討では，74例（14.5%）に二次性SSの合併がみられ，これら74例の発症形式は，46例（62.2%）はRAが先行，12例（16.2%）はSSが先行，16例（21.6%）はRAとSSをほぼ同時に発症していた[5]。このように，RAとSSは互いに合併頻度が高く，二次性SS合併RAは，疫学的にも臨床的にも重要な一群であると考えられる。

3. 二次性シェーグレン症候群合併関節リウマチの臨床的特徴

SS合併のないRAと二次性SS合併RAの臨床像を比較した報告[5]では，腫脹関節数，圧痛関節数は二次性SS合併RAの方が有意に多く，発熱，皮疹，口腔乾燥，眼乾燥の頻度も二次性SS合併RAの方が有意に高かったが（p < 0.05，性別，年齢，罹病期間で補正），関節変形は2群間で有意差はなかった（表1）。

免疫学的所見に関して，RF，抗SS-A抗体，抗SS-B抗体の陽性率は，SS合併のないRAと比較して二次性SS合併RAの方が有意に高かったが（p < 0.05，性別，年齢，罹病期間で補正），抗シトルリン化ペプチド抗体（抗CCP抗体）の陽性率は同等であった（表1）[5]。臓器障害に関して，白血球減少，血小板減少，貧血，腎障害の頻度は，二次性SS合併RAの方が有意に高かったが（p < 0.05，性別，年齢，罹病期間で補正），

表1 SS合併のないRAと二次性SS合併RAの臨床像の比較

臨床所見	SS合併のないRA (n=435)	二次性SS合併RA (n=74)
腫脹関節数*	12.9±0.407	15.86±0.906
圧痛関節数*	12.13±0.396	14.57±0.917
関節変形	45.3%	60.8%
朝のこわばり	86.7%	85.1%
発熱*	19.3%	36.5%
皮疹*	4.84%	13.5%
口腔乾燥*	31.2%	91.9%
眼乾燥*	22.5%	78.4%
RF*	75.6%	95.7%
抗CCP抗体	71.9%	77.8%
抗SS-A抗体*	4.69%	39.2%
抗SS-B抗体*	1.39%	14.9%
高ガンマグロブリン血症	54.9%	67.6%
白血球減少*	2.5%	18.9%
血小板減少*	0.5%	9.5%
貧血*	11.3%	75.7%
間質性肺疾患	11.7%	44.6%
腎障害*	4.81%	14.9%
DAS28*	5.96±0.074	6.44±0.161

*p<0.05 SS合併のないRA vs 二次性SS合併RA（性別, 年齢, 罹病期間で補正）
（文献5より引用改変）

間質性肺疾患の頻度は2群間で有意差はなかった（**表1**）[5]。さらに，DAS28はSS合併のないRA（5.96 ± 0.074）と比較して，二次性SS合併RA（6.44 ± 0.161）の方が有意に高値であった（p＜0.05，性別，年齢，罹病期間で補正）（**表1**）[5]。

　以上の結果から，二次性SS合併RAは，SS合併のないRAと比較して，関節所見が高度であり，RA自体の疾患活動性が高く，合併症，臓器障害の頻度も高いことが示唆された。

■ シェーグレン症候群のある関節リウマチに対する薬剤選択の根拠と使い方

I. 抗SS-A抗体陽性RA，二次性SS合併RAに対するTNF阻害薬の有効性

　一次性SSにおける抗SS-A抗体の陽性率は，33〜74%と報告されており[6]，SSの診断上も重要な自己抗体である。一方で，抗SS-A抗体は，一次性SS以外にもSLEやRAなどの他の膠原病でも広く検出され，RAにおける陽性率は3〜15%と報告されている[7]。また前述したように，RAにおける二次性SSの合併率は，10〜24%と報告さ

れており[2]，二次性SS合併RAは，疫学的にも臨床的にも重要な一群である。

　Matsudairaらは RA 患者における，二次性 SS の合併，抗 SS-A 抗体の検出と TNF 阻害薬に対する治療反応性の関連を解析し，興味深い結果を明らかにした[8]。Matsudairaらの報告では，二次性 SS 合併あるいは抗 SS-A 抗体陽性 RA の TNF 阻害薬（インフリキシマブ，アダリムマブ，エタネルセプト）に対する24週時点での EULAR responder rate（good or moderate）（二次性 SS 合併 RA：63%，抗 SS-A 抗体陽性RA：58%）は，これらの合併のない RA（SS 合併のない RA：82%，抗 SS-A 抗体陰性RA：83%）と比較して有意に低値であった[8]。

　以上の結果から，RA に対する生物学的製剤の選択に際し，二次性 SS 合併の有無，抗 SS-A 抗体検出の有無は，TNF 阻害薬の有効性予測に有用である可能性が示唆された。

2. RA における抗 SS-A 抗体の検出と生物学的製剤に対する治療反応性の関連

　当科では，RA における抗 SS-A 抗体の検出と生物学的製剤（インフリキシマブ，トシリズマブ点滴，アバタセプト点滴）に対する治療反応性の関連を明らかにするため，初めて生物学的製剤を投与された110例を解析した[9]。症例の内訳は，インフリキシマブ群59例（抗 SS-A 抗体陽性9例／陰性50例），トシリズマブ点滴群27例（抗 SS-A抗体陽性5例／陰性22例），アバタセプト点滴群24例（抗 SS-A 抗体陽性13例／陰性11例）であった。Clinical disease activity index（CDAI）で評価したベースラインのRA の疾患活動性は各製剤間，および各製剤における抗 SS-A 抗体陽性例と陰性例の間で有意な差はなかった。

　インフリキシマブ群では，抗 SS-A 抗体陰性例は，6カ月後，12カ月後でベースラインと比較して有意な CDAI の改善がみられたが，抗 SS-A 抗体陽性例では有意な改善はみられなかった（**図1**）。またインフリキシマブ群では6カ月後，12カ月後時点で，抗SS-A 抗体陽性例の CDAI は，陰性例と比較して有意に高値であった（**図1**）。一方で，トシリズマブ点滴群，アバタセプト点滴群では，抗 SS-A 抗体陽性例，陰性例ともに6カ月後，12カ月後時点でベースラインと比較して有意な CDAI の改善を認め，抗 SS-A抗体陽性例と陰性例の間で CDAI に有意差はなかった（**図1**）。興味深いことに，インフリキシマブ群において，抗 SS-A 抗体陽性例では陰性例と比較してヒト抗キメラ抗体（human anti-chimeric antibody: HACA）の出現率が有意に高く（50% vs 0%，p=0.02），ANA の陽転化率（ベースラインは陰性でインフリキシマブ投与後に陽転化した割合）も有意に高かった（100% vs 8.6%，p＜0.01）[9]。

　以上の結果から，抗 SS-A 抗体陽性 RA は，抗 SS-A 抗体陰性 RA と比較してインフリキシマブに治療抵抗性であるが，トシリズマブ，アバタセプトに対する治療反応性は同等である可能性が示唆された。さらに，抗 SS-A 抗体陽性例において，HACA の出現率や ANA の陽転化率が高いことが，インフリキシマブに対する治療反応性低下に関連する可能性が推察された。

3. 二次性 SS 合併 RA に対するアバタセプトの有用性

　SS の病態形成において，CD4 陽性 T 細胞が重要な役割を果たすことが明らかにされており[10,11]，アバタセプトは SS の病態改善に寄与することが期待されている。実際に，Adler らは一次性 SS 11例の前向きパイロット研究において，アバタセプトは唾液腺炎を軽減し，罹病期間で補正した唾液分泌量を有意に増加させたと報告した[12]。また

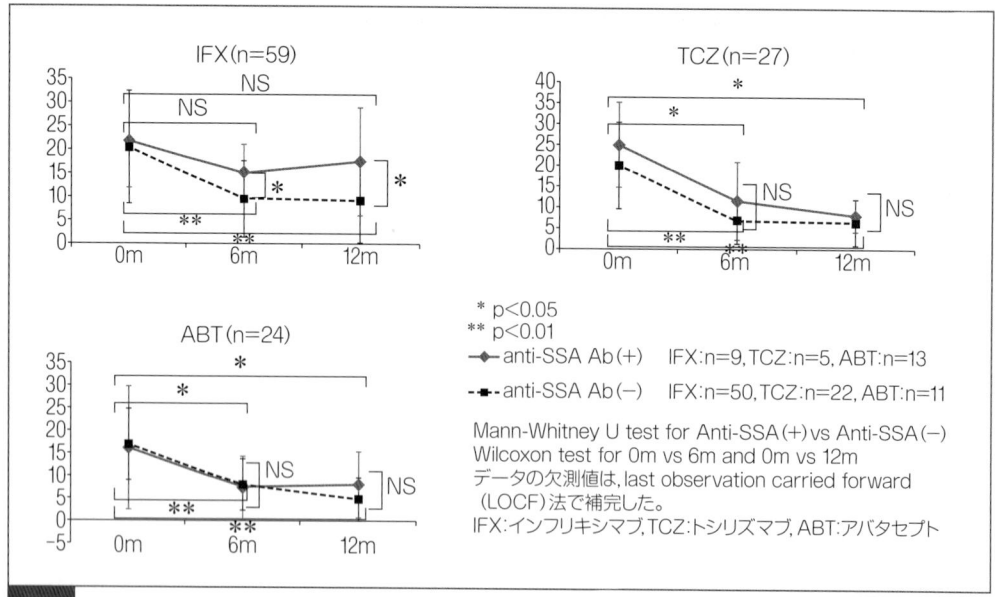

図1 RAにおける抗SS-A抗体の検出と生物学的製剤に対する治療反応性の関連
CDAIの推移

・インフリキシマブ群では，抗SS-A抗体陰性例は，6カ月後，12カ月後でベースラインと比較して有意なCDAIの
改善がみられたが，抗SS-A抗体陽性例では有意な改善はみられなかった。
・トシリズマブ群，アバタセプト群では，抗SS-A抗体陽性例，陰性例ともに6カ月後，12カ月後時点でベースライ
ンと比較して有意なCDAIの改善を認めた。

（文献9より引用改変）

Meinersらは，一次性SS 15例を対象に前向きパイロット研究（Active Sjögren Abatacept Pilot: ASAP study）を行い，アバタセプトはSSの疾患活動性評価指標であるESSDAI（European League Against Rheumatism（EULAR）SS Disease Activity Index），患者申告による自覚症状の指標であるESSPRI（EULAR SS Patient Reported Index）を有意に改善し，唾液分泌・涙液分泌を保持するのに有用である可能性を示した[13]。

　我々は，二次性SS合併RAに対するアバタセプトの有効性と安全性を検証する目的で，多施設共同（筑波大学，産業医科大学，長崎大学），オープンラベル，1年間の前向き観察研究（Rheumatoid Arthritis with Orencia Trial toward Sjögren's syndrome Endocrinopathy: ROSE trial）（UMIN-ID: UMIN000005724）を行った[14]。登録症例36例（全例女性，平均年齢54.9 ± 14.0歳）のベースラインの臨床病理学的特徴を**表2**に示す。登録症例の特徴は，中等度の乾燥所見のみられる二次性SSを合併し，中等度疾患活動性を有する長期罹患RAであった。

　Simplified disease activity index（SDAI）によるRAの疾患活動性は，20.6 ± 11.2（0週，ベースライン）から10.0 ± 10.5（52週）に有意に低下した（$p < 0.05$）（**図2**）。ベースラインと比較して，SDAIの有意な低下はアバタセプト開始4週後に認められ，その後52週まで有意な低下が維持された（**図2**）。

　サクソンテストによる唾液分泌量は2136 ± 1809mg/2min（0週）から2397 ± 1878mg/2min（24週）に有意に増加した（n=34，$p < 0.05$）（**図3**）。興味深いことに，ベースラインの口唇唾液腺生検によるリンパ球浸潤が軽度（Greenspan分類のGrade1あるい

表2 ROSE trial登録症例36例の臨床病理学的特徴 （ベースライン）

患者背景（RA，自己抗体，臓器障害）	
年齢（歳）	54.9±14.0
性別（例）	男性0／女性36
RA罹病期間（月）	116.5±137.5
RAのStage	Stage　Ⅰ：8例／Ⅱ：18例／Ⅲ：4例／Ⅳ：6例
RAのClass	Class　1：11例／2：22例／3：3例／4：0例
DAS28-ESR／DAS28-CRP	4.6±1.2／3.7±1.1　（36例）
SDAI／CDAI	20.6±11.2／19.6±11.3　（36例）
RF／抗CCP抗体陽性率 抗SS-A／抗SS-B抗体陽性率	88.9%（32/36例）／78.1%（25/32例） 82.9%（29/35例）／12.5%（4/32例）
間質性肺障害（ILD） ILD以外の臓器障害	11.1%（4/36例） 11.1%（4/36例，腎障害2例，AR1例，PBC1例）
患者背景（SS）	
サクソンテスト（mg/2分）	2136±1809（34例）
シルマーテスト（mm/5分）	4.2±4.8（30例）
口唇唾液腺生検（Greenspan）	Grade　1：8例／2：4例／3：11例／4：8例（31例）
IgG（mg/dL）	1805±525（36例）
治療内容	
ステロイド投与　平均投与量（17例）	47.2%（17/36例）　5.1±2.6mg/日（PSL換算）
MTX投与　平均投与量（27例）	75.0%（27/36例）　9.3±3.9mg/週
生物学的製剤投与歴 　インフリキシマブ 　エタネルセプト 　アダリムマブ 　トシリズマブ 　ゴリムマブ 　セルトリズマブ ペゴル 　アバタセプト（治験）	19.4%（Bio-Switch 7例，Bio-Naïve 29例） 5例 3例 2例 1例 0例 0例 0例　　　　　　　　　　　　　（重複例あり）

RA：rheumatoid arthritis, DAS28：disease activity score, SDAI：Simplified Disease Activity Index, CDAI：Clinical Disease Activity Index, AR：aortic regurgitation, PBC：primary biliary cirrhosis, PSL：prednisolone, MTX：methotrexate

（文献14より引用改変）

は2）であった11例では，唾液分泌量は2945±2090mg/2min（0週）から3419±2121mg/2min（24週）に有意に増加したが（p＜0.05），リンパ球浸潤が高度（Greenspan分類のGrade3あるいは4）であった18例では，唾液分泌量の改善は得られなかった（**図4**）。また，シルマーテストによる涙液分泌量は，4.2±4.8mm/5min（0週）から6.4±7.8mm/5min（24週）に有意に増加した（n=30，p＜0.05）（**図5**）[14]。

　以上の結果から，二次性SS合併RAのRA所見，SS所見に対するアバタセプトの有効性が示された。

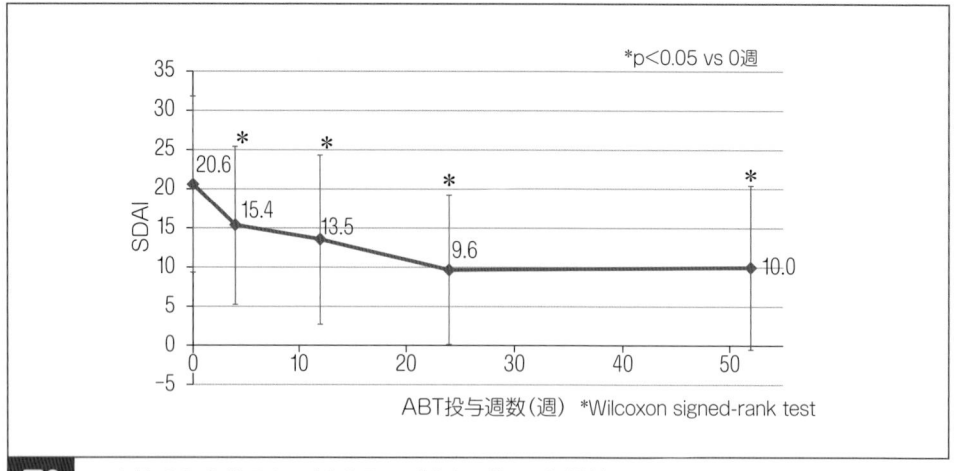

図2 二次性SS合併RAに対するアバタセプトの有効性
SDAIの推移（36例, 52週）

データの欠測値は，last observation carried forward（LOCF）法で補完した。

（文献14より引用改変）

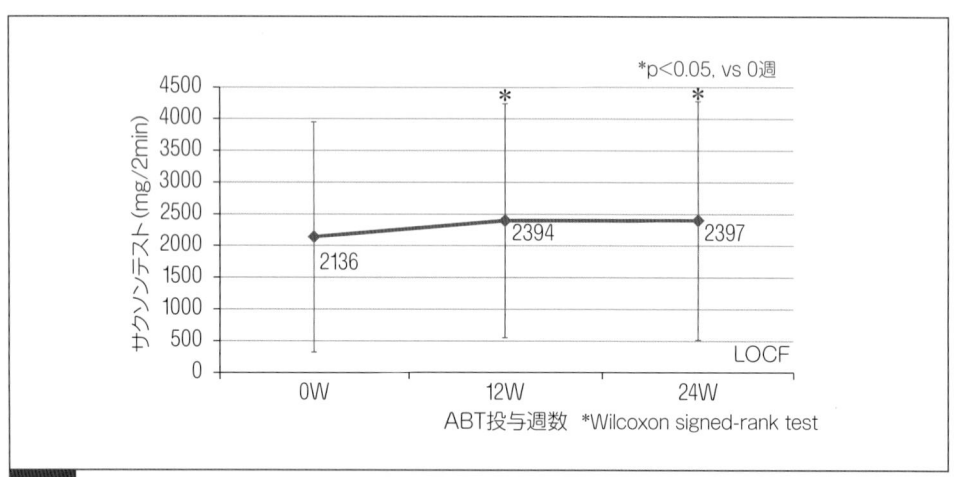

図3 二次性SS合併RAに対するアバタセプトの有効性
サクソンテストの推移（34例, 12週・24週）

データの欠測値は，last observation carried forward（LOCF）法で補完した。

（文献14より引用改変）

4. 二次性SS合併RAに対する治療戦略

　前述したように二次性SS合併RAは，SS合併のないRAと比較して，関節所見が高度であり，RA自体の疾患活動性が高く，合併症，臓器障害の頻度も高い[5]。さらに，抗SS-A抗体陽性RAあるいは二次性SS合併RAは，TNF阻害薬に対して治療抵抗性である可能性も示唆されている[8,9]。このようにRAの10〜24%を占める[2]二次性SS合併RAは，RAの中でも重症かつ難治例が含まれる可能性が想定される。

　二次性SS合併RAに対するTNF阻害薬，IL-6阻害薬，アバタセプトの有効性を直接比較したrandomized controlled trial（RCT）は現時点では報告されていないが，

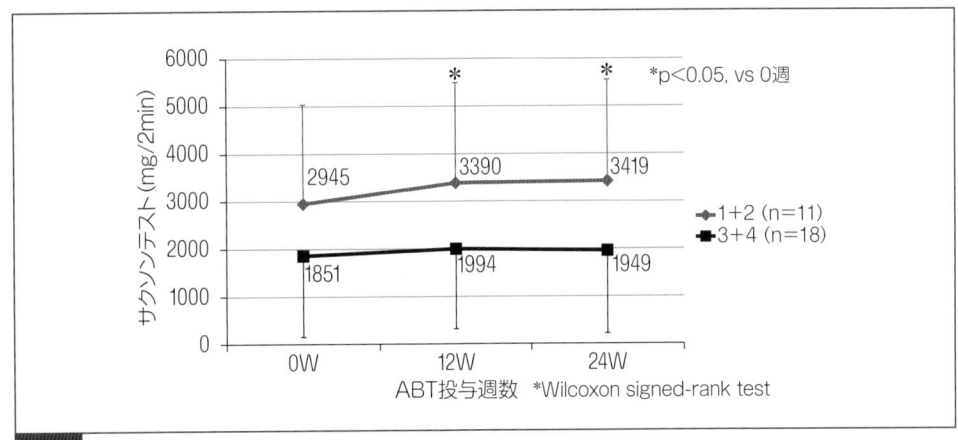

図4 二次性SS合併RAに対するアバタセプトの有効性
サクソンテストの推移（29例，12・24週）
Greenspan grade 1+2 vs 3+4 の比較

データの欠測値は，last observation carried forward（LOCF）法で補完した。

（文献14より引用改変）

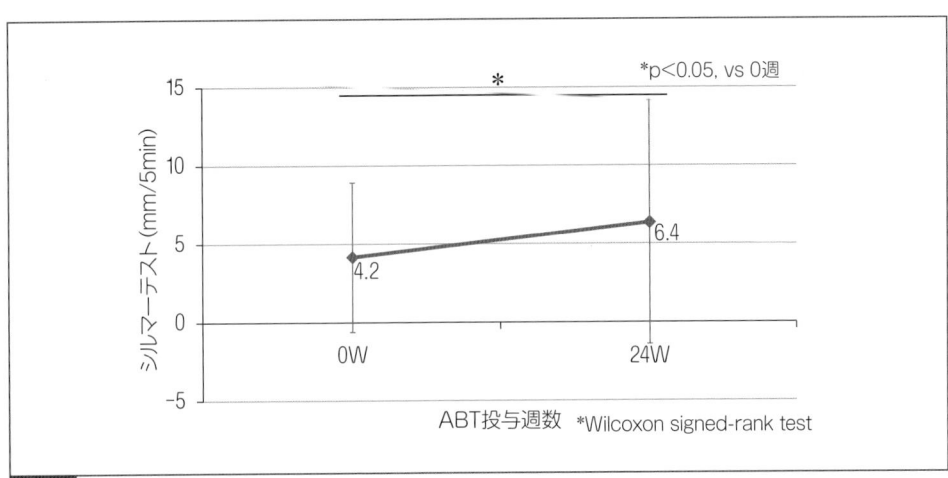

図5 二次性SS合併RAに対するアバタセプトの有効性
シルマーテストの推移（30例，24週）

データの欠測値は，last observation carried forward（LOCF）法で補完した。

（文献14より引用改変）

上述のパイロット研究では一次性SSに対するアバタセプトの有効性が示唆され[12,13]，さらに我々が行ったROSE trialでは二次性SS合併RAのRA所見，SS所見に対するアバタセプトの有効性が示された[14]。

　以上の点から，二次性SS合併RAに対する治療戦略において，アバタセプトは他の生物学的製剤と比較して，アドバンテージを有する可能性が期待される。

特定の状況での抗リウマチ薬の薬剤選択と使い方　**4**

■ 文 献

1) EXPERT膠原病・リウマチ改訂第3版，住田孝之編，東京，診断と治療社，2013
2) シェーグレン症候群の診断と治療マニュアル改訂第2版，住田孝之，川上純監修，日本シェーグレン症候群学会編，東京，診断と治療社，2014
3) Vitali C et al: Classification criteria for Sjögren's syndrome: a revised version of the European criteria proposed by the American-European Consensus Group. Ann Rheum Dis 61: 554-558, 2002
4) Tsuboi H et al: Primary and secondary surveys on epidemiology of Sjögren's syndrome in Japan. Mod Rheumatol 24: 464-470, 2014
5) He J et al: Characteristics of Sjögren's syndrome in rheumatoid arthritis. Rheumatology (Oxford) 52: 1084-1089, 2013
6) Bournia VK, Vlachoyiannopoulos PG: Subgroups of Sjögren syndrome patients according to serological profiles. J Autoimmun 39: 15-26, 2012
7) Cavazzana I et al: Anti-Ro/SSA antibodies in rheumatoid arthritis: clinical and immunologic associations. Clin Exp Rheumatol 24: 59-64, 2006
8) Matsudaira R et al: Anti-Ro/SSA antibodies are an independent factor associated with an insufficient response to tumor necrosis factor inhibitors in patients with rheumatoid arthritis. J Rheumatol 38: 2346-2354, 2011
9) Hagiwara S et al: Association of anti-Ro/SSA antibody with response to biologics in patients with rheumatoid arthritis. Mod Rheumatol 26: 857-862, 2016
10) Singh N, Cohen PL: The T cell in Sjogren's syndrome: force majeure, not spectateur. J Autoimmun 39: 229-233, 2012
11) Sumida T et al: The role of M3 muscarinic acetylcholine receptor reactive T cells in Sjögren's syndrome: a critical review. J Autoimmun 51: 44-50, 2014
12) Adler S et al: Evaluation of histological, serological and clinical changes in response to abatacept treatment of primary Sjögren's syndrome: a pilot study. Arthritis Care Res (Hoboken) 65: 1862-1868, 2013
13) Meiners PM et al: Abatacept treatment reduces disease activity in early primary Sjögren's syndrome (open-label proof of concept ASAP study). Ann Rheum Dis 73: 1393-1396, 2014
14) Tsuboi H et al: Effectiveness of abatacept for patients with Sjögren's syndrome associated with rheumatoid arthritis. An open label, multicenter, one-year, prospective study: ROSE (Rheumatoid Arthritis with Orencia Trial toward Sjögren's syndrome Endocrinopathy) trial. Mod Rheumatol 26: 891-899, 2016

日和見感染症

山根 隆志

はじめに

　日和見感染症は，健常人であれば制御しうる病原体によって，免疫機能が低下した患者に発症する。日和見感染症の併発は原疾患の治療の中断を余儀なくされるとともに，重症化すると致命的になり得るため，予防や早期診断，治療が重要となる。

　関節リウマチ（RA）患者は健常者と比べて感染症を発症しやすく，感染症罹患のハザード比（HR）は1.70（95%信頼区間（CI）1.42-2.03）と報告されている[1]。高齢，既存の肺疾患，糖尿病，ステロイドの使用などが重症感染症のリスク因子とされており，特にステロイドは，プレドニゾロン（PSL）5mg/日以下の少量でも日和見感染症の発症リスクを約1.5倍増加させる[2]。生物学的製剤の日和見感染症全般のリスクは，DMARDs（疾患修飾性抗リウマチ薬）と比較しオッズ比1.79（95%CI 1.17-2.74）であり，なかでも抗酸菌症（オッズ比3.73，95%CI 1.72-8.13）とウイルス感染症（オッズ比1.91，95%CI 1.02-3.58）の発症が有意に増加する[3]。

　本項ではRA治療に伴い遭遇しうる代表的日和見感染症について概説する。

■ 結 核

　日本は世界的に見ても結核罹患率が高く，70歳代以上の既感染率は2010年代でも50%以上と推定されている。RA患者では疾患そのものに健常人の3～4倍の結核発症リスクがあり，治療介入によりさらにそのリスクは増加する。

　特にTNF（tumor necrosis factor）は，本来肉芽形成を含めマクロファージの活性化や分化に関与することで，結核菌を代表とする細胞内寄生菌を封じ込める役割を果たしているため，TNF阻害薬の投与により抗酸菌が再活性化し，日本のPMS（市販後調査）では1～2%の結核発症の報告がある。Non-TNF阻害薬のうちアバタセプトのリスクは比較的少ないとの報告があるが[4]，トシリズマブはTNF阻害薬と同等，またJAK阻害薬ではトファシチニブ投与患者の0.5%で発症したとの報告があり[5]，いずれの製剤においてもRA治療開始前の十分なスクリーニング検査〔結核患者との接触歴などの問診やツベルクリン反応またはIGRA（インターフェロンγ遊離試験），胸部X線撮影（胸膜肥厚，索状影，5mm以上の石灰化影など）〕が必要となる。IGRAはBCG接種による偽陽性があるツベルクリン反応よりも有用な検査とされ，免疫不全状

態ではクオンティフェロン（QFT）に比べてT-SPOTの感度が良いとされているが，偽陰性もあるため，問診と胸部画像所見が重要となる。

　生物学的製剤のみならず，ステロイド投与中のRA患者でも，非投与患者に比べた結核発症リスクは2.4倍，DMARDsの発症リスクは2〜3倍であるとの報告もあり，特に糖尿病や腎疾患など他のリスク因子を持つ場合には，潜在性結核感染症（latent tuberculosis infection: LTBI）スクリーニングの必要がある[6]。

　LTBIが疑わしい症例では，生物学的製剤開始3週間前から抗結核薬の予防投与を行う。イソニアジド（INH）5mg/kg/日（最大300mg/日）の9カ月間（他のリスク因子がなければ6カ月）の投与が推奨され，副作用により継続が難しい場合にはリファンピシン（RFP）10mg/kg/日（最大600mg/日）を使用する。予防投与中も結核の発症の可能性はあり，生物学的製剤投与中の結核の過半数は肺外結核であることから，特にその他の結核リスク因子を持っている患者では，予防投与中でも注意深い全身の観察が必要となる。

　RA治療中に結核を併発した場合には，結核に対する標準治療を行うとともに，メトトレキサート（MTX）は基本的には中止，ステロイドは減量によりparadoxical reactionを併発することがあり継続，RFP投与時には相互作用による効果減弱が起こるために2〜3倍量に増量する必要がある。生物学的製剤の継続に関しても同様に，中止による結核の病勢の悪化の報告もあり，必要に応じて投与継続や再開が考慮される[7]。

非結核性抗酸菌（NTM）症

　非結核性抗酸菌（NTM: nontuberculous mycobacteria）は環境などに広く常在し，ヒトを介した感染伝播はないものの，結核同様にRA治療に伴う発症が問題となる。患者数は増加の一途をたどっており，一般に抗菌薬治療の効果が乏しいことが多く，日本のRA患者のNTM症のうち8割を占める肺MAC（Mycobacterium avium complex）症の10年生存率は約85%といわれている[8,9]。

　RAの気道病変の約3%にNTMの定着があるため，発症の診断には定着との鑑別のために喀痰から2回以上または気管支鏡検査で1回以上の培養陽性を確認する必要がある。RAの気道病変は画像上NTM症との鑑別が難しいため，特に培養検査が重要になる。また，血清診断としてキャピリア®MAC抗体ELISAによる診断の補助は，その高い特異度からRA患者でも有用性が期待されている。

　RA治療薬との関連では，ステロイドの投与は予後不良因子の一つであるが，MTXは発症に関与せず，発症後の継続も問題ないとされている[8]。生物学的製剤では米国のTNF阻害薬投与患者のNTM発症率は非投与患者の5倍であったとの報告があり[10]，non-TNF阻害薬も日本のPMSではTNF阻害薬と同等の発症率とされているが，生物学的製剤治療中の発症例は必ずしも予後不良ではないため[11]，日本リウマチ学会（JCR）のTNF阻害薬，トシリズマブ，アバタセプトの使用ガイドラインでは，RA治療による利益が危険性を上回る場合，条件を満たせば生物学的製剤の開始も考慮してもよいとされている（表1）。

表1　NTM合併RAに対して生物学的製剤の投与が考慮される条件

①菌種がMACである
②X線病型が結節・気管支拡張型
③全身状態が良好（貧血，低アルブミン血症がない。BMI 18.5kg/m² 以上）
④抗菌薬の服用が安定的に継続できており，治療効果が良好
⑤薬剤感受性でクラリスロマイシン耐性がないことを確認していることが望ましい

（文献10より）

■ ニューモシスチス肺炎（PCP）

　ニューモシスチス肺炎（*Pneumocystis pneumonia*: PCP）は，真菌の一種である *Pneumocystis jirovecii* が経気道的に感染し定着，免疫不全時に発症すると考えられている。欧米に比べて日本人に多くみられ，RA治療中に発症すると重篤な急性呼吸不全を来す。RA含め非HIV（human immunodeficiency virus）患者では菌体量が少なく培養が困難であることが多いため，誘発喀痰や気管支肺胞洗浄液によるPCR法での検出が診断に有用となるが，定着菌でも陽性となるため結果の解釈には注意を要す。血液検査では β-Dグルカン値の上昇が特徴であるが，生物学的製剤投与患者ではより低値であるといった報告もある[12]。画像所見では両肺野の比較的均一なすりガラス影がみられ，MTXによる薬剤性肺炎との鑑別が必要となる。

　様々な報告でステロイドは発症のリスク因子とされており，65歳以上（HR 4.37, 95% CI 1.04-18.2），既存の肺病変（HR 8.13, 95%CI 1.63-40.0），ステロイド使用（HR 11.4, 95%CI 1.38-90.9）のうち2つ以上を有する症例にST合剤予防投与を開始したところ，生物学的製剤投与後のPCPの発症はなかったとの報告もある[13]。

　また最近のイタリアのグループからの推奨では，①CD4リンパ球数＜200/μLまたはリンパ球数＜500/μL，②65歳以上，リンパ球数500-1500/μL，3年以上の免疫抑制薬+/-ステロイドの服用，生物学的製剤の投与，肺合併症，血清アルブミンまたはIgG低値のうち3つ以上のリスク因子を有する症例では，ST合剤の内服を検討すべきとあるが[14]，有害事象の多い薬剤でもあり，予防のメリットが上回るときにのみ投与を検討すべきである（**表2**）。またMTX投与中にも，2012年までで243例のPCP発症者が報告されており[15]，ガイドラインに沿ったスクリーニングやモニタリングが必要である。

　生物学的製剤においては，TNF阻害の影響はPCPに対する宿主の免疫を阻害することが動物モデルでわかっており，日本の市販後調査（PMS）でもnon-TNF阻害薬に比べTNF阻害薬投与中の発症が多くみられる。とはいえ，いずれの製剤でもその他のリスク因子を有する例では予防投与を考慮する必要がある。

　PCPの治療はST合剤が第一選択で，2〜3週間の投与を行う。呼吸不全を呈する症例ではステロイドを併用し，ST合剤の副作用が発現した場合にはペンタミジン点滴やアトバコンを用いる[7]。

表2 RA患者におけるニューモシスチス肺炎（PCP）診療の推奨

	推奨度
RA患者ではいつPCPを疑うか	
RA患者の間質性肺障害を診たらPCPを鑑別に挙げるべきである	CⅡ
RA患者はPCP予防を行うべきか	
CD4リンパ球数<200/μLまたはリンパ球数<500/μLで行うべきだが，副作用は注意深くモニタリングする必要がある	BⅡ
>65歳，リンパ球数500-1500/μL，3年以上の免疫抑制薬+/-ステロイドの服用，生物学的製剤の投与，肺合併症の存在，血清アルブミンまたはIgG低値の中で3つ以上の危険因子を持つ場合は症例毎に検討する	CⅢ
PCPと診断したらどうすべきか	
ステロイドは減量せず，逆に急性期には増量を考慮すべきである	BⅡ
MTXは中止するのが適切である	CⅢ
生物学的製剤は全例，特にリンパ球数低値の患者では中止すべきである	DⅢ
PCP改善後の生物学的製剤再投与は可能か	
症例毎に検討し，特にリンパ球数低値の患者に再投与する際にはST合剤やペンタミジン吸入による二次予防も考慮すべきである	DⅢ

（文献14より）

帯状疱疹

　小児期に罹患した水痘・帯状疱疹ウイルスが脊髄後根神経節に潜伏感染し，宿主の免疫状態の低下により再活性化し発症する，日和見感染症の中で最も多くみられるものの一つである。最近の日本の報告では，TNF阻害薬は発症リスクとなるとしているが，non-TNF阻害薬でも同等であるとの報告もある[16]。MTXについては様々な報告があるが，ステロイドと高齢はリスク因子であり[17,18]，特にJAK阻害薬は高頻度に帯状疱疹を発症することから[19]，JCRの使用ガイドラインでも注意を促す記載がある。

アスペルギルス症

　アスペルギルス属は大気中などの環境に広く存在する真菌で，NTM同様に肺の構造異常のある部位に定着し，特に好中球減少時に発症する。アスペルギルス感染症の中で致死的となり得るものが侵襲性肺アスペルギルス症であるが，生物学的製剤投与中の0.05%に発症し，薬剤による発症頻度は変わらないとの報告がある[16]。診断においては，RA患者では血清抗原偽陽性が報告されており，注意が必要である[20]。

■ クリプトコッカス症

　ハトなどの鳥類の糞から検出される*Cryptococcus neoformans*を吸入することで感染する日和見感染症の一つで，肺クリプトコッカス症や肺外播種による中枢神経病変が問題となる。RA患者では，リウマトイド因子陽性が血清抗原偽陽性の原因となることがある。RA治療中に0.02%が発症し，慢性腎臓病の存在とアダリムマブの使用が有意なリスク因子であったとの報告がある[21]。

5

抗リウマチ薬の有害事象（副作用）とその対策

■ 文献

1) Doran MF et al: Frequency of infection in patients with rheumatoid arthritis compared with controls: a population-based study. Arthritis Rheum 9: 2287-2293, 2002

2) Schneeweiss S et al: Anti-tumor necrosis factor alpha therapy and the risk of serious bacterial infections in elderly patients with rheumatoid arthritis. Arthritis Rheum 56: 1754-1764, 2007

3) Kourbeti IS et al: Biologic therapies in rheumatoid arthritis and the risk of opportunistic infections: a meta-analysis. Clin Infect Dis 58: 1649-1657, 2014

4) Alten R et al: Long-term safety of subcutaneous abatacept in rheumatoid arthritis: integrated analysis of clinical trial data representing more than four years of treatment. Arthritis Rheumatol 66: 1987-1997, 2014

5) Winthrop KL et al: Tuberculosis and other opportunistic infections in tofacitinib-treated patients with rheumatoid arthritis. Ann Rheum Dis 75: 1133-1138, 2016

6) 日本結核病学会予防委員会・治療委員会：潜在性結核感染症治療指針. Kekkaku 88: 497-512, 2013

7) 生物学的製剤と呼吸器疾患 診療の手引き, 日本呼吸器学会・診療の手引き作成委員会編, 一般社団法人日本呼吸器学会, 2014, pp49-58

8) 非結核性抗酸菌症診療マニュアル 第1版, 日本結核病学会編, 東京, 医学書院, 2015

9) Yamakawa H et al: Prognostic factors and radiographic outcomes of nontuberculous mycobacterial lung disease in rheumatoid arthritis.J Rheumatol 40: 1307-1315, 2013

10) Winthrop KL et al: Mycobacterial disease and antitumour necrosis factor therapy in USA. Ann Rheum Dis 72: 37-42, 2013

11) Yamakawa H et al: Clinical investigation of nontuberculous mycobacterial lung disease in Japanese patients with rheumatoid arthritis receiving biologic therapy. J Rheumatol 40: 1994-2000, 2013

12) Akiyama M et al: Comparison of the Clinical Characteristics of Pneumocystis Pneumonia between Patients with Rheumatoid Arthritis Being Treated with Biologics and Those Being Treated without Biologics. Biomed Res Int 2017: 3710652

13) Katsuyama T et al: Prophylaxis for Pneumocystis pneumonia in patients with rheumatoid arthritis treated with biologics, based on risk factors found in a retrospective study. Arthritis Res Ther 16: R43, 2014

14) Galli M et al: Recommendations for the management of pulmonary fungal infections in patients with rheumatoid arthritis. Clin Exp Rheumatol 35: 1018-1028, 2017

15) Mori S, Sugimoto M: Pneumocystis jiroveci infection: an emerging threat to patients with rheumatoid arthritis. Rheumatology (Oxford) 51: 2120-2130, 2012

16) Rutherford AI et al: Opportunistic infections in rheumatoid arthritis patients exposed to biologic therapy: results from the British Society for Rheumatology Biologics Register for Rheumatoid Arthritis. Rheumatology (Oxford) 57: 997-1001, 2018

17) Harada S et al: Association Between Medications and Herpes Zoster in Japanese Patients with Rheumatoid Arthritis: A 5-year Prospective Cohort Study. J Rheumatol 44: 988-995, 2017

18) Pappas DA et al: Herpes Zoster Reactivation in Patients With Rheumatoid Arthritis: Analysis of Disease Characteristics and Disease-Modifying Antirheumatic Drugs. Arthritis Care Res (Hoboken) 67: 1671-1678, 2015

19) Winthrop KL et al: Herpes Zoster and Tofacitinib: Clinical Outcomes and the Risk of Concomitant Therapy. Arthritis Rheumatol 69: 1960-1968, 2017

20) Horie M et al: Nonspecific elevation of serum Aspergillus galactomannan antigen levels in patients with rheumatoid arthritis. Respir Investig 54: 44-49, 2016

21) Liao TL et al: Risk factors for cryptococcal infection among patients with rheumatoid arthritis receiving different immunosuppressive medications. Clin Microbiol Infect 22: 815.e1-815.e3, 2016

5 抗リウマチ薬の有害事象（副作用）とその対策

間質性肺炎

平田 信太郎　　杉山 英二

はじめに

　関節リウマチ（RA）は，関節滑膜炎を主として全身諸臓器に病変が及ぶ自己免疫疾患（膠原病）の一つである。間質性肺炎（interstitial pneumonia, interstitial pneumonitis: IP）ないし間質性肺疾患（interstitial lung disease: ILD）は，RAにおいて高頻度かつ重篤な関節外合併症である。

　「間質性肺炎」とは，肺の広義間質を主座とする炎症性疾患の総称であり，臨床的には画像上「間質性陰影」を呈する呼吸器疾患群を包括的に示す用語である。原因を特定し得ない特発性間質性肺炎（idiopathic IPs: IIPs）と，原因を特定可能な二次性間質性肺炎に分けられる。後者はRAなど膠原病に関連する間質性肺疾患（collagen vascular disease-associated interstitial lung diseases: CVD-ILD）や，薬剤，感染症，悪性腫瘍，放射線などの環境因子による各種肺障害が該当する。

　RAに出現する肺障害では，RA自体の活動性によるRA関連間質性肺疾患 rheumatoid arthritis-related interstitial lung disease（RA-ILD）と，薬剤性，感染症などRA以外の要因による間質性肺炎および，これらの複合病態がみられ，十分な鑑別を要する。本項では，抗リウマチ薬の有害事象（副作用）としての間質性肺炎に焦点を当て，その特徴と対策について概説する。

■ 抗リウマチ薬と間質性肺炎

　現在のRA治療は，抗リウマチ薬による薬物療法が主体である。あらゆる薬剤は薬剤性肺障害を含む様々な副作用を呈しうるが，RA治療中には薬物性肺障害のほかにも種々の肺疾患の鑑別を要する。薬剤による肺障害の情報は，医薬品医療機器情報提供ホームページ（http://www.pmda.go.jp），PNEUMOTOX ON LINE（https://www.pneumotox.com/drug/index/）などを通じて入手が容易となったが，RAなどの自己免疫疾患の管理においては，基礎疾患自体が免疫異常を基盤とするため，しばしば臨床現場において判断が困難となりうる。したがって，各薬剤で発症する肺障害の特徴を知ることは，RAの治療を安全に進めていく上で不可欠といえる。

■ メトトレキサート（MTX）による薬剤性肺障害

　MTXは，現在RAに対して世界的に最も頻用されている抗リウマチ薬であり，その位置付けは，RA治療のアンカードラッグとして確立されるに至っている[1]。一方でMTXによる薬剤性肺障害が知られており，投与開始後比較的早期に用量非依存性に発症するため，何らかの過敏症機序が推察されているが，その病態生理は十分に解明されているとはいえない。

　MTXによる肺障害の頻度は0.2%から11.6%と様々な報告があり[2,3]，発症までの投与量，投与期間も種々報告があるが，半数程度が32週までに発症したとの報告もある[4,5]。MTXの使用頻度は飛躍的に増加しているが，その割にMTXによる薬剤性肺障害の発症が明らかに増加しているとの報告はない。その理由として，近年になりニューモシスチス肺炎など日和見感染症の鑑別技術の進歩によって，かつてMTXによる薬剤性肺障害と考えられた症例の多くが，実際には日和見感染症であった可能性が考慮される。

　また，既存肺疾患を有する症例においてMTXによる薬剤性肺障害の頻度が高いとの報告[2]についても，このような症例においては呼吸器感染症のリスクも同様に高いことが知られており，さらにRAによる間質性肺炎との鑑別も困難の場合が多いことから，厳密にMTXによる薬剤性肺障害といえる症例の頻度は未だ明らかになっているとはいえない。

　RAに対するMTX投与としては，通常週1回の間欠投与が行われる。MTXによる薬剤性肺障害は，MTX服用日の数日内に38℃以上の発熱，白血球数増加，炎症反応高値を伴って出現することが多く，その陰影は多彩であるが，多発性浸潤影ないしすりガラス陰影として認められることが多い。MTXによる薬剤性肺障害の診断は，MTX服用中に発症しうる種々の肺疾患の除外診断によってなされ，確立された特異的診断法・検査法はない。診断基準（**表1**）も提唱されている[6]が，特異的ではない。薬剤リンパ球刺激試験DLSTは，肺障害を含む種々の薬剤過敏症の診断に主としてわが国

表1　MTX による肺障害の診断基準

1　急速に進行した息切れ
2　38℃以上の発熱
3　頻呼吸（28回/分以上）と乾性咳
4　画像上の間質性あるいは肺胞性浸潤陰影
5　白血球15000/μL以上
6　血液および喀痰培養の陰性
7　拘束性換気機能障害および拡散能低下
8　入院時のPaO$_2$ 55Torr以下
9　肺生検所見（細気管支炎あるいは間質性肺炎像で巨細胞を認める）

確定　　6項目以上
疑い　　5項目
可能性　4項目

（文献 6 を改変）

において使用されるが，偽陽性率，偽陰性率ともに高く，これのみで薬剤性肺障害の原因薬剤を特定することはできない。加えて，MTXは主な作用点が葉酸代謝経路であり，この経路はDLST法で用いられるチミジンの代謝に直接的および間接的に影響するため，MTXによる薬剤性障害の診断には不適であることが示されている[7]。

したがって，MTXによる薬剤性肺障害が疑われる場合には，MTX服用を中断した上で，その後の肺病変の推移を慎重に観察するとともに，感染症の鑑別を速やかに進めることが最も肝要である。MTX中止のみで改善する症例が多数存在する一方で，急性呼吸不全に対してステロイド投与を余儀なくされるケースも存在する。ステロイドを使用する場合には，その後に肺病変の主たる原因を解明することが極めて困難となるが，呼吸不全が進行し重篤となる場合もあり，その使用判断には症例毎に十分な検討を要する。

一方で，MTXによる薬剤性肺障害と診断された後に問題なく再投与可能であった症例の報告もある[8]。もちろんMTXによる薬剤性肺障害が疑われた既往を有する症例に対してはMTXの再投与は慎重に行われるべきであり，かつ再投与開始後は肺病変再燃の厳重な監視を要する。しかし，わが国ではMTXがRAに対し保険収載された後にも，薬剤性肺障害などの有害事象を怖れるあまりRAに対するMTXの使用に過度に慎重となり，現在においても諸外国と比べMTXの使用頻度が依然として低いことが指摘されている。MTXによる疾患活動性制御を要するRA症例に対してまで，むやみにMTX投与を忌避することは厳に慎むべきである。

■ ブシラミン（BUC）による薬剤性肺障害

BUCは，わが国で開発された抗リウマチ薬で，D-ペニシラミン誘導体である。わが国でのみ使用されているDMARDsであり，したがってBUCによる薬剤性肺障害もほとんどが日本発の報告である。そのほとんどは症例報告であり，BUCによる肺障害の機序解明につながりうる基礎的研究はほとんどなされていない。また，極めて稀な合併症であると考えられているが，その頻度は明らかになっていない。

BUCによる薬剤性肺障害もまた，MTXによる薬剤性肺障害と同様に投与開始後比較的早期に出現することが多いと報告され，何らかの過敏症機序が推察されている。15例のレビューによると，高齢者に発症しやすい傾向があると報告されている[9]。また，末梢血リンパ球によるDLSTは陰性であったが，気管支肺胞洗浄液から採取したリンパ球によるDLSTが陽性であったとの報告がある[10]。多彩な陰影を呈しうるが，すりガラス陰影や気管支血管束周囲の濃度上昇などが報告され，また線維化を残す症例が多いとの報告もある一方で，BUC中止のみで改善したとの報告もある。

■ 金製剤による薬剤性肺障害

金製剤，特に注射金製剤は，史上初めてDMARDsとして臨床使用された薬剤であ

るが，現在ではMTXなどのDMARDsの登場により大幅に使用頻度が減少している。その作用機序として金塩による免疫調整作用が推測されているが，詳細は解明されていない。

　一方で，稀ではあるが"Gold Lung"と呼ばれる薬剤性肺障害を発症することが知られ，その病態として組織に沈着した金塩に対する過敏反応が想定されている。組織型としては肺線維症の型を取るものが多く報告されているが，その他にも閉塞性細気管支炎，びまん性肺胞障害の型の報告もある[11,12]。

　21世紀に入って以降は，使用頻度の激減に伴い，病態についての研究・報告はほとんど進んでいない。

■ レフルノミド（LEF）による薬剤性肺障害

　LEFは2003年に登場したDMARDsで，その作用機序はDHODH（ジヒドロオロチン酸脱水素酵素）阻害を介するピリミジン代謝抑制と考えられている。発売当時はMTXを凌ぐ薬剤として期待されたが，市販後わが国で死亡例を含む薬剤性肺障害が相次いで報告されたため，現在では使用は当初より限定的となっている[13]。日本リウマチ学会でもレフルノミド薬剤性肺障害検討委員会が設けられ，その実態が解析された。

　Satoらは，レフルノミドはMTXなどによる薬剤性肺障害と比べ明らかに高い致死率を示したと報告している[14]。その発症機序としてはMTXなどの薬剤性肺障害における過敏反応（hypersensitivity reaction）に加え，MTXと比較し長い半減期を有することから，細胞毒性（cytotoxicity）が推察されており，MTXによる薬剤性肺障害との致死率の差の原因として考えられている。

　病像は急速に進行する呼吸不全および発熱などの全身反応で，肺病変の病理学的検討では，急性間質性肺炎（acute interstitial pneumonia）ないしびまん性肺胞障害（diffuse alveolar damage）を呈することが知られている。発症の予測因子として，既存肺疾患の存在が最も重要と報告されている[15]が，本邦発売時には薬剤性肺障害に関する情報がほとんどなかったため，発売当初に既存肺疾患の存在を理由にMTXが使用不可と判断された症例に積極的に導入されたことが，高率の肺障害発症を助長したとの考えがある。

■ 生物学的製剤による薬剤性肺障害

　現在，わが国ではTNF阻害薬5剤（インフリキシマブ，エタネルセプト，アダリムマブ，ゴリムマブ，セルトリズマブ ペゴル），IL-6阻害薬2剤（トシリズマブ，サリルマブ），T細胞副刺激因子調節薬（アバタセプト）が保険収載されている。

　インフリキシマブは，わが国でRAに対し2003年に最初に保険収載された生物学的製剤で，キメラ型抗TNF-αモノクローナル抗体である。発売後より市販後全例調査が行われ，7522例中間質性肺炎34例（0.45%）と報告された。

表2 生物学的製剤と関連した間質性肺炎 (IP) の頻度と転帰 (PMS)

	全例調査			長期使用調査		
	症例数	IP 発症例	死亡例	症例数	IP 発症例	死亡例
インフリキシマブ	7522	34 (0.45%)	3 (8.8%)	1455	5 (0.4%)	0 (0%)
エタネルセプト	13894	81 (0.58%)	10 (12.3%)	679	9 (1.7%)	1 (11.1%)
アダリムマブ	7740	53 (0.68%)	4 (7.5%)			
トシリズマブ	7901	35 (0.4%)	7 (20%)			

(文献 19 より引用)

エタネルセプトは，インフリキシマブに続き2005年に保険収載された生物学的製剤で，可溶性TNFレセプターとIgG Fc部分を結合させた融合蛋白製剤である。発売後の全例調査では13894例中81例（0.58%）に間質性肺炎が発現した。

トシリズマブは，2008年に発売されたヒト化IL-6レセプター抗体製剤である。大阪大学を中心に開発された日本発の生物学的製剤であり，世界に先駆けてわが国で発売された。RAに対する市販後全例調査は発売後より続けられ，2010年8月に全例調査解除に至った。登録症例7901例の中間解析では，35例（0.4%）に間質性肺炎が発現し，その危険因子として「間質性肺炎の既往・合併」「65歳以上の高齢」「喫煙歴」が認められた。

アダリムマブは，2008年に発売されたわが国3剤目のTNF阻害薬で，ヒト型抗TNF-αモノクローナル抗体製剤である。本剤も市販後全例調査が行われ，7740例の登録症例のうち間質性肺疾患は53例（0.68%）と報告されている。

これらわが国での生物学的製剤使用における疫学的知見は，世界でも類を見ない市販後全例調査[16-18]によるところが大きい。この検討により，初めて薬剤投与中の有害事象としての肺障害の実態が明らかになりつつある。しかし，そもそも炎症性サイトカインを阻害するはずのこれら薬剤によって薬剤性肺障害が発症しうるのか，また，これら報告された肺障害のうち，薬剤によらない，つまり現病ないし感染症による肺障害はどの程度含まれるのかなどは未だ明らかになっておらず，実際の臨床現場においては，他の薬剤性肺障害と同様に，被疑薬の中止，呼吸状態の監視および介入，感染症などの鑑別を，症例毎に地道に行うことが必要である。

日本呼吸器学会は，日本リウマチ学会，日本結核病学会，日本感染症学会と合同で，『生物学的製剤と呼吸器疾患 診療の手引き』を刊行し，生物学的製剤使用時における呼吸器合併症の診断と治療管理の指針を示している[19]。**表2**に生物学的製剤と関連した間質性肺炎の頻度と転帰，**表3**に生物学的製剤と関連した間質性肺炎の背景因子を示す。

5

抗リウマチ薬の有害事象（副作用）とその対策

表3	生物学的製剤と関連した間質性肺炎（IP）の背景因子（PMS）				
	症例数	年齢（歳）	MTX使用	IPの既往	発症までの期間（日）
インフリキシマブ	34	63.5 ± 8.8*	全例	3 (9%)	69 ± 35 (21～153)
エタネルセプト	81	66.0 ± 8.0	21 (25.9%)	51 (63.0%)	92 ± 53 (6～194)
アダリムマブ	53	69.2 ± 8.4	36 (67.9%)	18 (34.0%)	97 ± 42 (23～188)
トシリズマブ	35	67.2 (48～84)**	9 (25.7%)	21 (60.0%)	79 (11～197)

* SD，** range

（文献19より引用）

■ 対策と治療

　RAに対して抗リウマチ薬による治療を開始する際に，事前のリスク評価を行うことが重要であり，事前の胸部レントゲンおよび胸部CTによる画像診断は必須である。また治療開始後も定期的な胸部画像評価を行うべきである。さらに，既存肺疾患は，細菌性肺炎，結核，非結核性抗酸菌症，ニューモシスチス肺炎などの呼吸器感染症の明確なリスク因子でもあるため，これらに対して肺炎球菌ワクチン，インフルエンザワクチン，ST合剤，イソニアジドによる感染防止対策を行うことが推奨される。

　抗リウマチ薬による間質性肺炎の発症が疑われる場合は，直ちに原因薬剤の投与を中止し，速やかに画像診断および酸素化，肺機能の評価を行う。また喀痰培養や各種抗原検査も含め肺病変の鑑別を進める。KL-6，SP-Dといった間質性肺炎の血清マーカーも有用である。多くの場合入院管理を要し，重篤の症例には集中治療室での管理を要することもある。呼吸障害が軽微の場合は，抗リウマチ薬の休薬のみで回復することもあるが，多くの場合は薬物療法を要する。しかし薬物療法に関してはエビデンスが乏しく，生物学的製剤の中止に加え，ステロイド（プレドニゾロン0.5～1.0mg/kg/日）が投与されることが多い。重症の呼吸不全例にはメチルプレドニゾロンのパルス療法（1.0g/日，3日間）が行われることもある。症例によっては免疫抑制薬の併用なども考慮される[19,20]。

　間質性肺炎を発症した症例に対する抗リウマチ薬の再投与が安全に行えるというエビデンスはなく，原則的には同一薬剤の再投与は禁忌である。しかし，他系統の薬剤は必ずしも禁忌とはならないが，リスクとベネフィットを勘案した判断が求められる[19,20]。

■文献

1) Pincus T et al: Methotrexate as the "anchor drug" for the treatment of early rheumatoid arthritis. Clin Exp Rheumatol 21: S179-S185, 2003

2) Salaffi F et al: Methotrexate-induced pneumonitis in patients with rheumatoid arthritis and psoriatic arthritis: report of five cases and review of the literature. Clin Rheumatol 16: 296-304, 1997

3) Ohosone Y et al: Clinical characteristics of patients with rheumatoid arthritis and methotrexate induced pneumonitis. J Rheumatol 24: 2299-2303, 1997

4) Sato E et al: Methotrexate stimulates lung fibroblasts and epithelial cells to release eosinophil chemotactic activity. J Rheumatol 28: 502-508, 2001

5) Kremer JM, Lee JK: The safety and efficacy of the use of methotrexate in long-term therapy for rheumatoid arthritis. Arthritis Rheum 29: 822-831, 1986

6) Searles G, McKendry RJ: Methotrexate pneumonitis in rheumatoid arthritis: potential risk factors. Four case reports and a review of the literature. J Rheumatol 14: 1164-1171, 1987

7) Hirata S et al: Lymphocyte transformation test is not helpful for the diagnosis of methotrexate-induced pneumonitis in patients with rheumatoid arthritis. Clin Chim Acta 407: 25-29, 2009

8) Cook NJ, Carroll GJ: Successful reintroduction of methotrexate after pneumonitis in two patients with rheumatoid arthritis. Ann Rheum Dis 51: 272-274, 1992

9) Ogiwara Y et al: A case with life-threatening interstitial pneumonia associated with bucillamine treatment. Mod Rheumatol 18: 522-525, 2008

10) Saito Y et al: A case of bucillamine-induced interstitial pneumonia with positive lymphocyte stimulation test for bucillamine using bronchoalveolar lavage lymphocytes. Intern Med 46: 1739-1743, 2007

11) Tomioka R, King TE, Jr: Gold-induced pulmonary disease: clinical features, outcome, and differentiation from rheumatoid lung disease. Am J Respir Crit Care Med 155: 1011-1020, 1997

12) Schwartzman KJ et al: Constrictive bronchiolitis obliterans following gold therapy for psoriatic arthritis. Eur Respir J 8: 2191-2193, 1995

13) Inokuma S et al: Proposals for leflunomide use to avoid lung injury in patients with rheumatoid arthritis. Mod Rheumatol 18: 442-446, 2008

14) Sato T et al: Factors associated with fatal outcome of leflunomide-induced lung injury in Japanese patients with rheumatoid arthritis. Rheumatology (Oxford) 48: 1265-1268, 2009

15) Sawada T et al: Leflunomide-induced interstitial lung disease: prevalence and risk factors in Japanese patients with rheumatoid arthritis. Rheumatology (Oxford) 48: 1069-1072, 2009

16) Takeuchi T, Kameda H: The Japanese experience with biologic therapies for rheumatoid arthritis. Nat Rev Rheumatol 6: 644-652, 2010

17) Koike T et al: Postmarketing surveillance of the safety and effectiveness of etanercept in Japan. J Rheumatol 36: 898-906, 2009

18) Koike R et al: Update on the Japanese guidelines for the use of infliximab and etanercept in rheumatoid arthritis. Mod Rheumatol 17: 451-458, 2007

19) 徳田均ほか：間質性肺炎. 生物学的製剤と呼吸器疾患：診療の手引き, 生物学的製剤と呼吸器疾患・診療の手引き作成委員会編, 東京, 日本呼吸器学会, 2014, pp81-87

20) 須田隆文, 徳田均：診療ガイドライン at a glance 生物学的製剤と呼吸器疾患・診療の手引き. 日本内科学会雑誌 105: 1414-1421, 2016

5

抗リウマチ薬の有害事象（副作用）とその対策

骨髄障害

湯川 尚一郎

はじめに

　関節リウマチ（RA）の治療戦略において，近年の生物学的製剤の登場によりパラダイムシフトがもたらされ，寛解が治療目標となった。一方で，既存の疾患修飾性抗リウマチ薬（disease modifying anti-rheumatic drugs: DMARDs）の適切な投与によりRAの活動性を低下させ関節破壊を阻止しうる患者群も確かに存在し，また生物学的製剤の投与に至るまでにはメトトレキサート（MTX）を中心とするDMARDsの適切な使用は必須である。さらに最近では，強力な低分子化合物であるJAK（Janus kinase）阻害薬も登場し，薬剤の副作用について熟知しておく必要がある。本項ではDMARDsによる骨髄障害について，MTXを中心に概説する。

■ DMARDsによる骨髄障害

　添付文書をもとに作成した，DMARDsによる骨髄障害の一覧，禁忌，慎重投与を表1に示す。

I. 金製剤

a. 金チオリンゴ酸ナトリウム（商品名シオゾール）

　再生不良性貧血，血小板減少，白血球減少（0.1〜5%未満），無顆粒球症（0.1%未満），赤芽球癆（頻度不明）が現れることがある。これらの異常を認めた場合には減量，休薬，投与中止など適切な処置を行う。

b. オーラノフィン

　再生不良性貧血，赤芽球癆，無顆粒球症が現れることがあるので，初期症状として全身倦怠感，皮下・粘膜下出血，発熱等がみられた場合には，速やかに血液検査を実施し，異常が認められた場合にはただちに投与を中止し，適切な処置を行う。
（現在は，先発品であるリドーラは販売中止となっており，後発品であるオーラノフィン錠のみが使用可能である。）

2. SH化合物

a. D-ペニシラミン（商品名メタルカプターゼ）

　白血球減少症（0.79%），無顆粒球症（頻度不明），顆粒球減少症（0.05%），好酸球増多症（0.02%），血小板減少症（1.07%），再生不良性貧血（0.04%），貧血（低色素性

貧血，溶血性貧血等）（0.64%），汎血球減少症（0.05%），血栓性血小板減少性紫斑病（モスコビッチ症候群）が現れることがあるので，異常が認められた場合には投与を中止するなど適切な処置を行う。

b. ブシラミン（商品名リマチル）

再生不良性貧血（頻度不明），赤芽球癆（頻度不明），汎血球減少（頻度不明），無顆粒球症（頻度不明），血小板減少（0.04%）が現れることがあるので，投与中は毎月1回血液検査を実施し，異常が認められた場合にはただちに投与を中止し，適切な処置を行う。なお，投与前に必ず血液検査を実施し，血液障害のある患者や骨髄機能の低下している患者には投与しない。

3. サルファ剤

a. サラゾスルファピリジン（商品名アザルフィジンEN）

再生不良性貧血（0.03%），汎血球減少（0.06%），無顆粒球症（頻度不明），血小板減少（0.3%），貧血（溶血性貧血，巨赤芽球性貧血（葉酸欠乏）等）（頻度不明）が現れることがあるので，観察を十分に行い，異常が認められた場合には投与を中止し，適切な処置を行う。

4. その他のDMARDs

a. イグラチモド（商品名ケアラム，コルベット）

海外の臨床試験において，1日25mgを投与した症例で致命的な転帰に至った汎血球減少が認められている。緊急時に十分な措置が可能な医療施設において，本剤についての十分な知識とリウマチ治療の経験を持つ医師が使用すること，と警告されている。その他，無顆粒球症，白血球減少（いずれも頻度不明）が現れることがあるので，定期的に検査を行うなど十分な観察を行い，異常が認められた場合には，投与を中止するなど，適切な処置を行う。

b. アクタリット（商品名オークル，モーバー）

再生不良性貧血，汎血球減少，無顆粒球症，血小板減少（いずれも頻度不明）が現れることがあるので，定期的に検査を行うなど観察を十分に行い，異常が認められた場合には，投与を中止するなど，適切な処置を行う。

5. 免疫抑制薬

a. メトトレキサート（商品名リウマトレックス）

1) MTXの体内動態および作用機序

MTXは葉酸の誘導体であり，化学構造が類似していることから葉酸代謝を阻害し作用する，代謝拮抗薬である（詳細は別項p.27〜を参照されたい）。葉酸は還元されジヒドロ葉酸（DHF）となり，さらにDHF還元酵素（DHF reductase: DHFR）によりテトラヒドロ葉酸（tetrahydro folate: THF）となるが，ピリミジン合成やプリン合成に関わる酵素には，THFを補酵素とするものが存在しており，ピリミジン合成に必要なチミジル酸合成酵素は5,10-メチレンTHFに依存し，またde novoプリン合成の中心的な酵素であるglycinamide ribotide（GAR）ホルミルトランスフェラーゼや，5-Aminoimidazole-4-carboxamide ribonucleotide（AICAR）ホルミルトランスフェラーゼによるホルミル基の転位には，10-ホルミル-THFが補酵素として必要である。さらにTHFは，ホモシステインからメチオニンへの変換を介する，S-アデノシルメチオ

表1　抗リウマチ薬による骨髄障害

分類	薬剤	骨髄障害
金製剤	金チオリンゴ酸ナトリウム	再生不良性貧血，血小板減少症，白血球減少症
	オーラノフィン	再生不良性貧血，赤芽球癆，無顆粒球症
SH化合物	D-ペニシラミン	白血球減少症，無顆粒球症，顆粒球減少症，好酸球増多症，血小板減少症，再生不良性貧血，貧血（低色素性貧血，溶血性貧血等），汎血球減少症，血栓性血小板減少性紫斑病（モスコビッチ症候群）
	ブシラミン	再生不良性貧血，赤芽球癆，汎血球減少，無顆粒球症，血小板減少
サルファ剤	サラゾスルファピリジン	再生不良性貧血，汎血球減少症，無顆粒球症，血小板減少，貧血（溶血性貧血，巨赤芽球性貧血（葉酸欠乏）等）
その他	イグラチモド	汎血球減少症，無顆粒球症，白血球減少
	アクタリット	再生不良性貧血，汎血球減少，無顆粒球症，血小板減少
免疫抑制薬	メトトレキサート	汎血球減少，無顆粒球症，白血球減少，血小板減少，貧血等の骨髄抑制，再生不良性貧血
	レフルノミド	汎血球減少症
	タクロリムス	汎血球減少症，血小板減少性紫斑病，無顆粒球症，溶血性貧血，赤芽球癆
	ミゾリビン	汎血球減少，無顆粒球症，白血球減少，血小板減少，赤血球減少，ヘマトクリット値の低下等の骨髄機能抑制
JAK阻害薬	トファシチニブ	好中球減少，リンパ球減少，ヘモグロビン減少
	バリシチニブ	好中球減少，リンパ球減少，ヘモグロビン減少

*日本リウマチ学会 MTX 診療ガイドライン 2016 によるもの

ニンおよびポリアミンの産生にも必要となる。そのため，MTXはこれらの経路において DHFR を競合阻害することによってプリン，ピリミジン合成を抑制する結果，細胞増殖抑制効果をもたらす。

　したがって，葉酸製剤の併用は，血球減少およびその他の用量依存性副作用（口内炎，下痢，食欲不振，肝障害および脱毛など）の予防，治療として有効である。

2）MTXによる骨髄障害の危険因子・誘因（表2）[1-6]

　MTXによる骨髄障害は用量依存的に発現し，重篤なものはしばしば致死的となる

禁忌	慎重投与
血液障害	
血液障害	重篤な血液障害
血液障害（骨髄機能低下も原則禁忌）	血液障害の既往
血液障害，骨髄機能低下	血液障害の既往
	血液障害
	貧血，白血球減少症，血小板減少症，骨髄機能低下
骨髄抑制 ＊骨髄異形成症候群，再生不良性貧血，赤芽球癆の病歴を有する ＊著しい白血球減少あるいは血小板減少 （目安として，白血球数＜3000/mm³，血小板数＜50000/mm³）	＊白血球数＜4000/mm³，血小板数＜100000/mm³，薬剤性骨髄障害の既往
	貧血，白血球減少症，血小板減少症，骨髄機能低下，骨髄抑制の起こりやすい患者
白血球数3000/mm³以下	骨髄機能抑制
好中球数500/mm³未満，リンパ球数500/mm³未満，ヘモグロビン値8g/dL未満	好中球減少，リンパ球減少，ヘモグロビン値減少
好中球数500/mm³未満，リンパ球数500/mm³未満，ヘモグロビン値8g/dL未満	好中球減少，リンパ球減少，ヘモグロビン値減少

ため，以下の危険因子を考慮した上で過量投与にならないよう注意する。重篤な副作用としての骨髄障害の頻度は高用量承認以降に増加してはいないが，MTXとの因果関係が否定できない死亡症例の29.5%が血液障害で，ほぼすべてが骨髄障害であった[1]。汎血球減少が多く，死亡症例における副作用分類として最多である。骨髄障害は用量依存的であるが，高用量承認以降を含めた死亡症例においても10mg/週以上を服用していた症例は3%未満であり[1]，投与量よりも危険因子，患者背景の関与が大きいと考えられている。

表2 メトトレキサートによる骨髄障害の危険因子

1. 腎機能障害 (GFR＜60mL/分/1.73m^{2}相当)
2. 高齢
3. 葉酸欠乏
4. 多数薬剤 (5剤以上) の併用
5. 低アルブミン血症
6. 脱水

①腎機能障害 (GFR＜60mL/分/1.73m^2)[2-6]：MTXは80〜90％が腎から排泄されるため，GFR＜30mL/分/1.73m^{2}未満に相当する高度の腎機能障害や透析症例の場合，致死的な骨髄障害を来す危険が高いため投与禁忌である。

②高齢[1-3,5,6]：高齢者の場合，もともと潜在的に腎機能障害を有することが多く，感染症やわずかな摂食状態の悪化による脱水を引き起こしやすいため，MTXの血中濃度が容易に上昇し，中毒域に達することがある。高用量承認以降を含めた死亡例をみても，70歳以上が64.6％を占め，50歳代では10％未満である[1]。

③葉酸欠乏[5,6]：新しい口内炎[2]を認めた場合，骨髄障害に注意が必要である。また，末梢血検査では持続的なMCV（mean corpuscular volume）の上昇（＞100 fL）があると，有意に骨髄障害の累積発症率が高くなると報告されている[7]。

④多数薬剤 (5剤以上) の併用[2,4-6]：特に，非ステロイド抗炎症薬（NSAIDs）の併用が危険因子であるという報告もある[1]。

⑤低アルブミン血症[2,4,6]：MTXの42〜57％は血中でアルブミンと結合しているため，低アルブミン血症を有する場合には遊離MTXが増加し，骨髄毒性を高める。

⑥脱水：発熱，摂食不良，嘔吐，下痢，および熱中症などにより脱水を来すとMTX血中濃度が上昇し，骨髄障害の引き金となる。

3）MTXによる骨髄障害の予防対策

RAに対するMTXの投与は少量間欠投与法であるため，最も重要なことは，医療機関による処方ミス，あるいは患者の服用間違いによる過量投与を防ぐことである。高用量承認以降を含めた死亡例において，血液障害の2.3％が過量投与と報告されている[1]。特に高度の腎機能障害（GFR＜30mL/分/1.73m^{2}未満）の患者，透析患者は禁忌であり，投与しない。また，中等度でも腎障害がある患者（GFR＜60mL/分/1.73m^{2}未満），高齢者，および薬剤性骨髄障害の既往を有する患者に対しては，投与は慎重に行うべきである。

このようにハイリスクの患者では，予防的な葉酸製剤の併用（5mg/週）が強く推奨され，日常診療においては口内炎や脱水症状の有無に注意を要する。末梢血検査では，白血球分画やMCVを確認し，絶対値のみではなく検査値の推移にも注意を払う必要がある（**表3**）。特に，高齢者や罹病期間の長いRA患者では，筋肉量の低下などにより血清クレアチニン値が見かけ上低値となるため，シスタチンCを用いた換算式などを参考として腎機能の正しい評価に努める必要がある。

4）MTXによる骨髄障害の治療

軽度の白血球減少、軽度の血小板減少、MCV高値を伴う貧血を認める場合には、葉酸製剤の投与が必要である。

重篤な血小板減少や、骨髄障害を認めた場合にはMTXを直ちに中止し、活性型葉酸でありDHFRの作用を必要としないホリナートカルシウム（ロイコボリン®）の救済療法が勧められる。

具体的には、ロイコボリン®錠10mgを6時間毎に経口投与、あるいはロイコボリン®注6～12mg、6時間毎に筋注あるいは静注投与を行う。なお、ロイコボリン®の1日投与量はMTX投与量の3倍程度を目安とする。例えば、MTX 8mg/週投与中であればロイコボリン®24mg/日程度となる。また、MTXの排泄を促す目的で、十分な輸液と尿のアルカリ化を行う。ロイコボリン®救済療法は、副作用が回復するまで行う必要があり、血球が回復するまでは必要に応じてG-CFS製剤の投与といった支持療法も行う。

b. レフルノミド（商品名アラバ）

汎血球減少症（0.2%）を認めることがあり、初期症状が現れた場合には直ちに投与を中止し、血液検査を行うなど適切な処置を行う。そのため、貧血、白血球減少症、血小板減少症を伴う患者、骨髄機能低下患者、骨髄抑制の起こりやすい患者は慎重投与となっており、緊急時に十分な措置が可能な医療施設において、本剤についての十分な知識とリウマチ治療の経験を持つ医師が使用すること、と警告されている。

c. タクロリムス（商品名プログラフ）

汎血球減少症、血小板減少性紫斑病（各0.1～5%未満）、無顆粒球症、溶血性貧血、赤芽球癆（いずれも頻度不明）が現れることがあるので、定期的に検査を行うなど観察を十分に行い、異常が認められた場合には、減量・休薬等の適切な対処を行う。タクロリムスも、緊急時に十分な措置が可能な医療施設において、本剤についての十分な知識とリウマチ治療の経験を持つ医師が使用すること、と警告されている。

d. ミゾリビン（商品名ブレディニン）

汎血球減少症、無顆粒球症、白血球減少症、血小板減少、赤血球減少、ヘマトクリット値の低下等の骨髄機能抑制（2.19%）が現れることがあるので、頻回に検査を行うなど観察を十分に行い、重篤な血液障害が認められた場合には投与を中止し、適切な処置を行う。なお、骨髄抑制を増悪させ、重篤な感染症、出血傾向等が発現するおそれがあるため、白血球数3000mm³以下では投与禁忌となる。

表3 メトトレキサートによる骨髄障害の予防対策とモニタリング

定期検査（開始、増量後6カ月間は特に）
葉酸欠乏状態のモニタリング
新しい口内炎の発症
MCVの上昇（>100fL）
危険因子（+）→少量から開始
葉酸製剤（5mg/週）の併用

6. JAK 阻害薬

トファシチニブ（商品名ゼルヤンツ），バリシチニブ（商品名オルミエント）

JAK 阻害薬による血液障害は骨髄障害ではないが，重要であるため**表1**に示した。

■ 文 献

1) リウマトレックス® 適正使用情報 Vol.21 —重篤な副作用および死亡症例の発現状況—，—特定使用成績調査の最終報告—，ファイザー株式会社，2015 年 6 月
2) 大曽根康夫ほか：慢性関節リウマチにおけるメトトレキサート療法の副作用. 特に汎血球減少症と間質性肺炎例の背景因子に関する検討. リウマチ 37: 16-23, 1997
3) Buchbinder R et al: Methotrexate therapy in rheumatoid arthritis: a life table review of 587 patients treated in community practice. J Rheumatol 20: 639-644, 1993
4) Gutierrez-Ureña S et al: Pancytopenia secondary to methotrexate therapy in rheumatoid arthritis. Arthritis Rheum 39: 272-276, 1996
5) Kuitunen T et al: Pancytopenia induced by low-dose methotrexate. A study of the cases reported to the Finnish Adverse Drug Reaction Register From 1991 to 1999. Scand J Rheumatol 34: 238-241, 2005
6) Lim AY et al: Methotrexate-induced pancytopenia: serious and under-reported? Our experience of 25 cases in 5 years. Rheumatology (Oxford) 44: 1051-1055, 2005
7) Weinblatt ME, Fraser P: Elevated mean corpuscular volume as a predictor of hematologic toxicity due to methotrexate therapy. Arthritis Rheum 32: 1592-1596, 1989

5 抗リウマチ薬の有害事象（副作用）とその対策

悪性腫瘍

金子 祐子

はじめに

　関節リウマチ（rheumatoid arthritis: RA）治療は，メトトレキサート少量間欠投与法の確立と生物学的製剤の登場によって，飛躍的に進歩した。一方で，免疫抑制によって悪性腫瘍の発現が増加するか否かは常に懸念材料である。近年，移植領域や免疫疾患領域における大規模臨床試験やコホート研究から，免疫抑制療法と悪性腫瘍発現について知見が蓄積している。本項では，抗リウマチ薬と悪性腫瘍について概説する。

■ 免疫と悪性腫瘍の関連

I. 腫瘍免疫

　免疫システムが腫瘍細胞の出現を監視し排除しているという概念は1960年代に提唱され，議論を経た後に広く認められるようになった[1]。そのため，疾患に対する治療として強力に免疫を抑制することが，悪性腫瘍発現率上昇につながる可能性について様々な分野で検討されてきた。

　強力な免疫抑制を長期間行う移植領域では，免疫抑制薬の進歩による移植成績向上に伴って，移植後悪性腫瘍の発生数が増加傾向にあることが指摘されている。腎移植後では，新規悪性腫瘍のリスクは一般人と比較して約3倍との報告があり，特にウイルスが関連するとされる子宮頸がんや悪性リンパ腫で有意な標準化罹患比上昇（standard incidence ratio: SIR）が認められる[2]。

2. RA 治療における治療変遷と悪性腫瘍

　RA領域では，米国で1993年，日本では1999年にメトトレキサート（methotrexate: MTX）が治療薬として承認され，抗リウマチ薬の主体が免疫調整薬から免疫抑制薬へと変遷した。さらに，サイトカインやリンパ球を直接的に阻害する生物学的製剤やJAK阻害薬の出現により，それら治療薬が悪性腫瘍発現率を上昇させるかに関する調査が行われている。

関節リウマチと悪性腫瘍

1. RA 患者における悪性腫瘍発生率

薬剤による悪性腫瘍発現リスクを論じるにあたっては，RA患者におけるベースラインの悪性腫瘍リスクを知る必要がある。しかし，人種や地域差，悪性腫瘍の種類など様々な交絡因子による複雑性のため，悪性腫瘍全体で見た場合のリスクは，一般人口より低くなるという報告から高くなるという報告まであり，明確ではない[3-6]。2015年に報告された，9論文を対象としたメタ解析では[3]，悪性腫瘍全体の発症は，SIR 1.09（95%信頼区間（CI）1.06-1.13）とわずかに高い結果であった。

2. 悪性腫瘍別の発生頻度

前述の報告[3]を悪性腫瘍別にみると，肺がん（SIR 1.64，95%CI 1.51-1.79）と悪性リンパ腫（SIR 2.46，95%CI 2.05-2.96）は高い傾向に，大腸・直腸がん（SIR 0.78，95%CI 0.71-0.86）は低い傾向にあった。

RAと悪性リンパ腫の関連性は古くから知られており，RA患者は一般人口よりも2.0〜5.5倍程度発症リスクが高い[7]。RAの持続性炎症が悪性リンパ腫を惹起すると考えられ，疾患活動性が高いほど悪性リンパ腫発症が高いことや[7]，加えて高齢男性がリスクであるとされている[8]。肺がんは，RAの関節外症状である間質性肺炎がリスク因子であることや，喫煙が肺がんとRA両者のリスクであることなどが関連している可能性がある[9]。大腸がんは，アスピリンによる大腸がん発症リスク低下が示されているように[10]，非ステロイド抗炎症薬（nonsteroidal anti-inflammatory drugs: NSAIDs）の持続使用と関連すると考えられている。

3. 本邦 RA 患者における悪性腫瘍発生率

本邦では，いくつかの大規模コホート研究で，日本人RA患者における悪性腫瘍発生リスクが検討されている。これらは使用薬剤の影響が含まれた発生率である。

NinJaコホートを用いた研究では，背景が女性81.6%，平均年齢62.7歳，生物学的製剤使用率 12.0%（TNF阻害薬11.3%，非TNF阻害薬3.7%），MTX使用率25.9%（中央値 6mg/週），タクロリムス使用率6.0%，NSAIDs使用率57.6%という集団が，66953人年観察された。559例の悪性腫瘍が発症し，肺がん 16%，胃がん 14%，乳がん12%，悪性リンパ腫11%であった[11]。

IORRAコホートでは，5336人年観察し，悪性腫瘍発生は 1.03/人年であり，肺がんと悪性リンパ腫が0.22/人年，大腸・直腸がんが0.15/人年と報告されている[12]。

生物学的製剤使用者を対象としたSECUREコホートでは，全悪性腫瘍に関するSIRが0.745（95%CI 0.667-0.826）で一般人口よりもやや低いが，悪性リンパ腫はSIR 6.183（95%CI 4.809-7.643）で有意に高いことが示されている[13]。

■ 薬剤と悪性腫瘍

I. 薬剤と固形がん

生物学的製剤が使用可能となって世界的には約20年であるが，大規模コホート研究から固形がんとの関連性は認められていない。欧州の大規模レジストリや，日本のSECUREコホートにおいても，悪性リンパ腫を除くがんについては，一般人口と比して少なくとも増加はないとされている[13,14]。また，悪性腫瘍既往のあるRA患者についても，TNF阻害薬またはリツキシマブの使用は，悪性腫瘍発生を増加させなかったことが報告されている[15]。

2. リンパ増殖性腫瘍

NinJaコホートで悪性リンパ腫のリスク因子は，年齢および薬剤使用としてMTX（オッズ比3.5，95%CI 2.0-6.3, p＜0.0001）とタクロリムス（オッズ比33.9，95%CI 1.9-7.4, p＜0.0001）が挙げられている。悪性リンパ腫については，薬剤の影響を除いた検討でRA自体で発症率が高いことが示されているが[7]，近年，MTX治療者のリンパ増殖性疾患が，特に日本を中心として注目され，多数の報告が集積されつつある。

■ MTX関連リンパ増殖性疾患

I. 疫学

1991年にRA活動性とは別にMTXに関連するリンパ増殖性疾患（LPD）が初めて報告されて以後，報告が徐々に増加し，メトトレキサート関連リンパ増殖性疾患（MTX-LPD）として認識されるようになった。2016年のWHOによるリンパ系腫瘍の組織分類[16]においては，「免疫不全に伴うリンパ増殖性疾患」の亜群である「他の医原性免疫不全症関連リンパ増殖性疾患」の一つに分類されうる。

稀であるため頻度は不明だが，おそらく0.1%未満と考えられている。特に海外に比べて本邦における報告が多いが，これが認知度の差であるのか人種差があるのかはわかっていない。また，現在MTX関連リンパ腫は，MTX使用下で診断されたリンパ腫がすべて含められる傾向があるが，なかには自然発生やRAに伴うものも含まれると考えられ，概念自体も統一されていない。

2. 病変分布

MTX関連リンパ腫は節外病変が多いことが知られている。2014年の香川県からの報告では[17]，2003～2011年にMTX-LPDと診断された28例で，リンパ節病変のみであったのは6例（21.4%）であった。慶應病院における2000～2013年に診断された38例における延べ病変数は**図1**のとおりであった。延べ病変数ではリンパ節が17例（44.7%）と最も多いものの，節外病変は多彩で，特に肺や口腔鼻咽頭での病変が多い。皮膚に出現する場合，多くの場合は皮下結節を形成するが，紅斑や潰瘍を形成することもあるため，RAでMTX治療中に難治性の皮疹を認めた場合には，LPDも鑑別の一つとして考える必要がある。

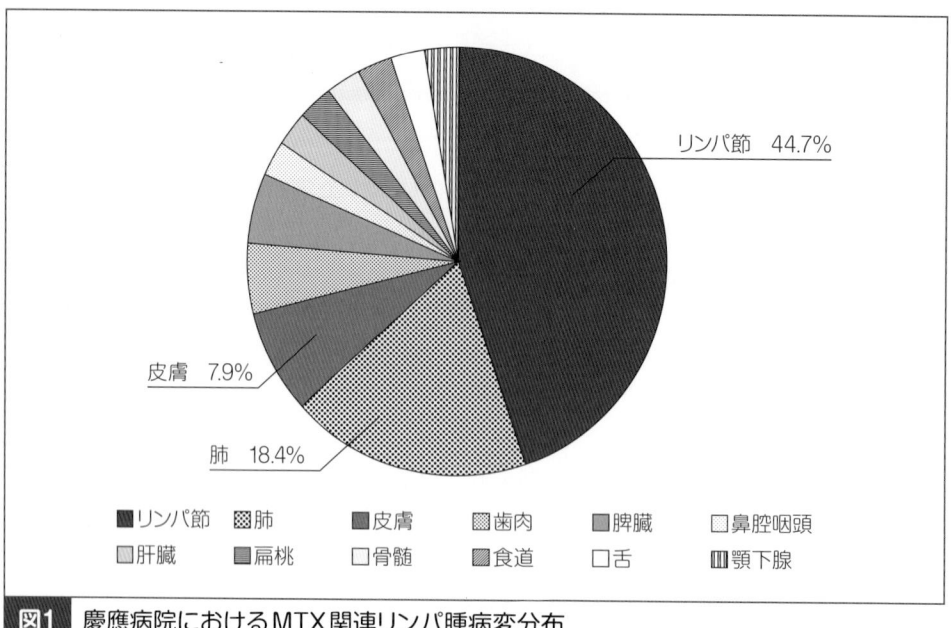

図1 慶應病院におけるMTX関連リンパ腫病変分布

凡例：■リンパ節　図肺　■皮膚　図歯肉　■脾臓　□鼻腔咽頭　□肝臓　■扁桃　□骨髄　■食道　□舌　Ⅲ顎下腺

リンパ節　44.7%
皮膚　7.9%
肺　18.4%

（文献15より一部引用）

3. 多彩な組織像

　MTX-LPDの病理組織像は多彩であるが，最も多いのはびまん性大細胞型B細胞性リンパ腫で全体の半数を占め，次いでHodgkinリンパ腫（HL）が多く20%程度とされている。MTX-LPDの病理像の特徴として，それ以外にB，T，NK細胞を含めたリンパ球由来の亜型が出現し，しかも稀かつ複雑な表現形を呈することがあり，びまん性大細胞型B細胞性リンパ腫とリンパ腫様肉芽腫症が混在する病理像や，末梢性T細胞リンパ腫の非特定型なども報告されている[18]。

4. EBウイルス関連

　Epstein-Barr virus（EBV）はバーキットリンパ腫などの悪性腫瘍を惹起させるヘルペス属に分類されるウイルスであり，免疫不全状態ではAIDs関連，加齢EBV関連，移植関連LPDなど，様々な慢性型のEBV関連B細胞LPDの発症が知られている。MTX-LPDも免疫抑制作用に伴う発症機序が可能性の一つとして想定されており，高いEBV陽性率が示されている。

　RAでリンパ増殖性疾患を発症したMTX治療中とMTX以外の薬剤治療中患者を比較した検討では，EB virus-encoded RNA（EBER）陽性率は非MTX-LPD群で46.7%，MTX-LPD群で62.8%であった[19]。日本でMTX-LPDの皮膚病変を集めた研究では18例中13例（72%）と報告されているが[20]，オランダでMTX-LPDの皮膚病変を集めた報告では10例中5例（50%）とされており[21]，EBVが東アジアに多いことと関連している可能性は否定できない。

5. 自然退縮

　MTX-LPDの最大の特徴は，悪性と考えられる組織像をとりながらMTX中止のみで自然に退縮する例がしばしば認められることである。これが，MTX治療中に出現

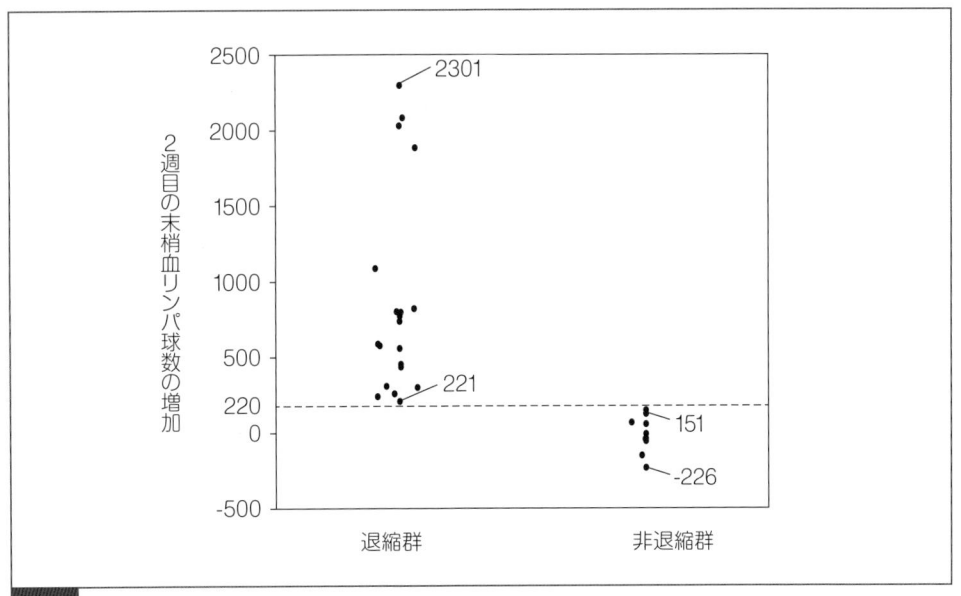

図2 MTX中止後の末梢血リンパ球数の増加

したLPDの一部がMTX関連と考えられる傍証でもある。明確ではないが，自然退縮率は30～70％程度と考えられている。

1998～2013年に慶應病院でMTX-LPDと診断されたRA患者でリンパ球の推移を検討したところ，退縮群では全例が2週時点で220/μL以上リンパ球数が増加していたのに対して，非退縮群では150/μL未満の増加にとどまっていた（**図2**）。この結果から，MTX中止後に急速にリンパ球数の増加がみられた場合には，自然退縮を期待して慎重に経過観察できる可能性が示唆された[22]。

日本の他の研究でも，同様に自然退縮したMTX-LPDでは約2週後に平均600/μL程度末梢血リンパ球数が上昇したとの報告もある[22,23]。また，MTXを中止後8週程度までは化学療法を行わずに経過観察できる可能性も報告されている[23]。ただし，一時自然退縮後再度増大し化学療法が必要となる例も存在するため，血液内科と相談しながらの慎重な経過観察は必須である。

6. MTX-LPD 後の RA 治療

MTX-LPD歴のある患者のRA治療は，現時点では手探りの状態である。B細胞系のリンパ増殖性疾患であれば両者に有効な可能性のあるリツキシマブが候補として挙がるが，日本ではRAに対しては未承認である。臨床現場では，少量ステロイドでの経過観察や，患者にリスクを十分説明した上で他の抗リウマチ薬，生物学的製剤が用いられているが，明確なエビデンスはまだない。

おわりに

RA患者では抗リウマチ薬の進歩とともに予後は飛躍的に改善したが，免疫抑制や寿命延長による悪性疾患合併も，臨床的に大きな課題である。今後もエビデンスを集積し，よりよいRAマネージメントを確立する必要がある。

5

抗リウマチ薬の有害事象（副作用）とその対策

■ 文 献

1) Lesterhuis WJ et al: Cancer immunotherapy-revisited. Nat Rev Drug Discov 10: 591-600, 2011
2) Grulich AE et al: Incidence of cancers in people with HIV/AIDS compared with immunosuppressed transplant recipients: a meta-analysis. Lancet 370: 59-67, 2007
3) Simon TA et al: Incidence of malignancy in adult patients with rheumatoid arthritis: a meta-analysis. Arthritis Res Ther 17: 212, 2015
4) Yamada T et al: Incidence of malignancy in Japanese patients with rheumatoid arthritis. Rheumatol Int 31: 1487-1492, 2011
5) Kim YJ et al: Mortality and incidence of malignancy in Korean patients with rheumatoid arthritis. J Rheumatol 39: 226-232, 2012
6) Huang WK et al: No overall increased risk of cancer in patients with rheumatoid arthritis: a nationwide dynamic cohort study in Taiwan. Rheumatol Int 34: 1379-1386, 2014
7) Baecklund E et al: Association of chronic inflammation, not its treatment, with increased lymphoma risk in rheumatoid arthritis. Arthritis Rheum 54: 692-701, 2006
8) Wolfe F, Michaud K: Lymphoma in rheumatoid arthritis: the effect of methotrexate and anti-tumor necrosis factor therapy in 18,572 patients. Arthritis Rheum 50: 1740-1751, 2004
9) Bernatsky S et al: Lung cancer after exposure to disease modifying anti-rheumatic drugs. Lung Cancer 59: 266-269, 2008
10) Sandler RS: Aspirin and other nonsteroidal anti-inflammatory agents in the prevention of colorectal cancer. Important Adv Oncol, 123-137, 1996
11) Hashimoto A et al: Incidence of malignancy and the risk of lymphoma in Japanese patients with rheumatoid arthritis compared to the general population. J Rheumatol 42: 564-571, 2015
12) Sugimoto N et al: Incidence of comprehensive hospitalization due to infection, cardiovascular disease, fractures, and malignancies in patients with rheumatoid arthritis. Rheumatol Int 37: 1871-1878, 2017
13) Harigai M et al: Risk for malignancy in rheumatoid arthritis patients treated with biological disease-modifying antirheumatic drugs compared to the general population: A nationwide cohort study in Japan. Mod Rheumatol 26: 642-650, 2016
14) Askling J et al: Risks of solid cancers in patients with rheumatoid arthritis and after treatment with tumour necrosis factor antagonists. Ann Rheum Dis 64: 1421-1426, 2005
15) Silva-Fernández L et al: The incidence of cancer in patients with rheumatoid arthritis and a prior malignancy who receive TNF inhibitors or rituximab: results from the British Society for Rheumatology Biologics Register-Rheumatoid Arthritis. Rheumatology (Oxford) 55: 2033-2039, 2016
16) Swerdlow SH et al: The 2016 revision of the World Health Organization classification of lymphoid neoplasms. Blood 127: 2375-2390, 2016
17) Saito S et al: Distinct patterns of lymphocyte count transition in lymphoproliferative disorder in patients with rheumatoid arthritis treated with methotrexate. Rheumatology (Oxford) 56: 940-946, 2017
18) Tokuhira M et al: Clinicopathological analyses in patients with other iatrogenic immunodeficiency-associated lymphoproliferative diseases and rheumatoid arthritis. Leuk Lymphoma 53: 616-623, 2012
19) Ichikawa A et al: Methotrexate/iatrogenic lymphoproliferative disorders in rheumatoid arthritis: histology, Epstein-Barr virus, and clonality are important predictors of disease progression and regression. Eur J Haematol 91: 20-28, 2013
20) Shimizu S et al: Cutaneous manifestations of methotrexate-associated lymphoproliferative disorders: report of two cases and a review of the literature. Acta Derm Venereol 95: 366-367, 2015
21) Koens L et al: Methotrexate-associated B-cell lymphoproliferative disorders presenting in the skin: A clinicopathologic and immunophenotypical study of 10 cases. Am J Surg Pathol 38: 999-1006, 2014
22) Inui Y et al: Methotrexate-associated lymphoproliferative disorders: management by watchful waiting and observation of early lymphocyte recovery after methotrexate withdrawal. Leuk Lymphoma 56: 3045-3051, 2015
23) Saito S et al: Restoration of Decreased T Helper 1 and CD8+ T Cell Subsets Is Associated With Regression of Lymphoproliferative Disorders Developed During Methotrexate Treatment. Front Immunol 9: 621, 2018

その他の副作用

東　直人

はじめに

　関節リウマチ（RA）の治療薬の代表的な副作用について，日和見感染症，間質性肺炎，骨髄障害，悪性腫瘍以外のものを概説する。

■ 免疫調整薬の副作用

I. サラゾスルファピリジン（SASP）

　3568例の国内調査では，皮疹，掻痒感など皮膚障害が9.3%，胃痛，悪心，胃部不快感など胃腸障害が7.8%，肝障害が2.8%と多い。これらは投与早期に多く，開始後1カ月以内に68%，3カ月以内に88%が発現している。一方，1年以上服用している患者での副作用発現はほとんどみられない[1,2]。頻度は極めて少ないが，粘膜障害を伴うStevens-Johnson症候群や中毒性表皮壊死融解症（TEN）を，また薬剤性過敏症症候群（DIHS）を呈することもある。発熱，咽頭痛，倦怠感，口内炎，食欲不振，皮疹などは重篤な副作用の前駆症状のことがあり，出現時は休薬や早期受診を促すなど事前に患者に説明しておく。副作用は重複しやすいため，副作用発現時は他の副作用の有無を確認すべきである。服用中，皮膚，爪，尿や汗などの体液が黄色に着色することがあるが，中止により消褪する。

　用量が少なければ副作用の重篤度は低いため，低用量で開始し，その後増量する方法が推奨される。実際には，副作用の発現が多い最初の2～4週間は500mg/日で開始し，安全性を確認した上で1000mg/日に増量することが多い。なお，500mg錠は比較的大きいため，特に嚥下機能が低下している高齢者では250mg錠を活用したい。

2. ブシラミン（BUC）

　6970例の国内調査では，皮疹，掻痒感など皮膚障害が12.6%，蛋白尿，腎機能異常など腎障害が5.6%，口内炎，胃痛など胃腸障害が4.5%，肝障害が1.9%と多い[2]。

　最も注意すべきは蛋白尿である。投与開始後3カ月～1年での発現が多く，用量が多いほど発現しやすい。組織学的には膜性腎症が多い。ネフローゼ症候群を来す症例もあるが，腎不全に至る症例はほとんどない。中止により蛋白尿は消失するが（中止から蛋白尿消失まで3～58カ月（平均14.1カ月）と幅がある[3]），改善しない場合はステロイドによる治療を要する。BUC開始後は定期的に検尿を行い，蛋白尿が持続する

場合は早期に中止すべきである。その他，味覚異常や黄色爪も注意を要する。稀に，黄色爪に胸水，リンパ浮腫を伴う黄色爪症候群を来す。

　副作用は用量依存的に発現するため，100mg/日で開始し，効果と安全性を確認しながら200mg/日まで増量するが，添付文書上の最大用量の300mg/日までは増量しない。

3. イグラチモド (IGU)

　国内市販後全例調査（52週）3172例における検証[4]では，口内炎，悪心，上腹部痛など胃腸障害が10.4%，肝障害が9.7%，尿中β2ミクログロブリン増加など腎障害が5.1%と多い。副作用の発現は開始後約4週に多く，経時的に減少する。25mg/日で開始し，4週以上投与した上で安全性（特に肝機能）を確認し50mg/日に増量する。高齢者，低体重患者では副作用発現率が高い。なお，MTXや他の抗リウマチ薬との併用による安全性上の問題はない。胃腸障害のうち特に重要である消化性潰瘍の頻度は1.2%だが，開始後の時期にかかわらず発現する。NSAIDs（非ステロイド抗炎症薬）併用は特にリスク要因となるため注意が必要である。

　ワルファリンとの併用によりワルファリンの作用が増強され，重篤な出血を来した症例が報告されており，併用は禁忌である。

4. 金製剤，アクタリット，ロベンザリット

　金製剤は注射金剤として金チオリンゴ酸ナトリウム（GST），経口金剤としてオーラノフィン（AF）がある。GSTは他の抗リウマチ薬に比し副作用発現率が高い。皮疹，次いで蛋白尿，口内炎が多い。皮疹は時に重篤な剥脱性皮膚炎やStevens-Johnson症候群を呈することがある。AFは下痢，軟便が主で，皮疹，口内炎も認められる[5]。

　アクタリットは皮疹，胃腸障害が多く，ロベンザリットは胃腸障害，皮疹に加え，間質性腎障害を特徴とする腎障害を呈する[5]。

■ 免疫抑制薬の副作用

I. メトトレキサート (MTX)[6]

　消化管障害，肝障害，脱毛などが挙げられる。腎障害は稀である。

　消化管障害には口内炎，嘔気，下痢，腹痛などがある。発現頻度は10〜37%とする報告もある。葉酸製剤の併用が予防および発生時の対処方法として有用である。口内炎が多発する場合は骨髄障害のリスクが高い。また，MTX使用中のリンパ増殖性疾患は口腔内や咽頭，扁桃などリンパ節外病変が多いため「口内炎」には慎重な対応を要する。

　肝障害は，用量依存性に生じる肝細胞障害型の肝障害と，肝炎ウイルスに関連した肝障害に大別される。重症化はウイルス関連，特にB型肝炎に関連した症例で多い。開始前の肝機能評価と肝炎ウイルスのスクリーニング，投与中の肝機能の定期的モニタリングが必要である。肝炎ウイルス非感染患者における用量依存性肝障害は予防として葉酸製剤の併用が推奨され，発生時はMTXの用量調整や一時中止，葉酸製剤の開始または増量で対処する。

　B型肝炎ウイルス（HBV）キャリアではMTXの使用は極力回避すべきだが，やむ

を得ず使用する場合は肝臓専門医の管理のもと抗ウイルス薬の予防投与を併用し，慎重に経過観察する。HBV既感染者ではMTX投与中の再活性化が生じ得るためHBV-DNA定量を月1回実施する。C型肝炎ウイルスキャリアにおいても肝臓専門医へのコンサルトが望ましい。肝炎ウイルスキャリア・既感染者で肝障害が発現した場合は，MTXの中止の可否も含め，直ちに肝臓専門医にコンサルトする。MTX中止に伴うB型肝炎の劇症化が報告されているため，不用意に中止しない。

MTX使用に際しては，過量投与・服用にならないこと，食事や水分が十分取れないときや発熱，嘔吐，下痢などを呈したときは脱水による血中濃度上昇に伴い副作用が発現しやすくなるため，一時休薬することが重要である。葉酸製剤併用にサプリメントや青汁などによる葉酸摂取が加わるとMTXの効果が減弱することがあるため留意したい。

2. レフルノミド (LEF)

国内使用成績調査（24週）6878例における検証では，ALT増加（10.9%），AST増加（10.2%）など肝障害，下痢（8.2%），悪心（2.8%），口内炎（2.7%）など消化器症状，発疹（7.8%），掻痒症（4.9%），脱毛（4.8%）など皮膚障害，高血圧（6.1%）が多い。肝障害は時に致死的であり，リスク因子としてNSAIDs，MTXの併用，飲酒，肝炎の合併が挙げられる[7]。LEF開始前の評価と開始後の肝機能値の定期検査が必要である。

3日間100mgのローディングを行い，その後20mg/日の維持量とする方法は副作用発現頻度が高く，現在はローディングをせず，最初から10～20mgの維持量とする方が一般的である[7]。半減期が長い（約2週間）ため，重篤な副作用出現時にはLEF中止に加え，コレスチラミンによる薬剤排泄を行う。

3. タクロリムス (TAC)

国内市販後調査（24週）2666例における検証[8]では，悪心（1.5%），下痢（1.3%）など胃腸障害，糖尿病（1.5%），グリコヘモグロビン増加（1.2%）など耐糖能障害，尿中NAG増加（2.1%），血中BUN増加（1.6%），腎機能障害（1.2%），血中クレアチニン増加（1.1%），尿中β2ミクログロブリン増加（1.0%）など腎障害が多い。その他，高血圧や，頭痛，振戦，手足のしびれなど神経障害もみられる。副作用発現率は65歳以上の高齢者で有意に高いが，MTX併用の有無による差はない。副作用全体のリスク因子として，65歳以上，腎障害併発，糖尿病合併が抽出された。腎障害は65歳以上，腎障害併発，NSAIDs併用が，耐糖能障害は糖尿病合併，プレドニゾロン換算10mg以上のステロイド併用がリスク因子であった。腎障害，耐糖能障害の出現は投与後すぐとは限らないため，長期的な観察が必要である。

重篤な有害事象発現率は投与12時間後の血中濃度が10ng/mLを超えると著明に増加するため，副作用対策として同濃度を10ng/mL以下に調整する。高齢者では1.5mg/日程度から開始し，血中濃度を確認しながらの用量調節が望ましい。多数の薬剤と，グレープフルーツ（ジュース），ブンタン，ハッサク，セイヨウオトギリソウなど飲食物との相互作用があり，併用により血中濃度の変化が生じるため，患者指導も含め注意を要する。

4. ミゾリビン (MZR)

国内市販後調査（24週）3325例における検証[9]では，悪心，口内炎，上腹部痛，腹部不快感など胃腸障害が2.0%，発疹，掻痒症など皮膚障害が1.8%と多い。副作用発

現率は65歳以上と未満の間，75歳以上と未満の間でそれぞれ有意差はなかったが，重篤な副作用は65歳以上で有意に多く，重篤な副作用のリスク因子として65歳以上，腎障害合併などが抽出された。MZRは腎排泄型であり高齢者，特に腎障害のある患者では少量で開始し，定期検査を行いながら増量する。

生物学的製剤の副作用[10)]

I. 投与時反応・投与部位反応

　生物学的製剤は蛋白製剤であり，投与時反応・投与部位反応が特に投与開始後初期に発現する。投与時反応の多くは投与中に発症し，発熱，頭痛，皮疹などを呈するが，血圧低下や呼吸不全などを来す重篤な場合もある。特にマウス由来成分を含むキメラ抗体であるインフリキシマブ（IFX）は投与時反応の発現頻度が高く，国内市販後全例調査では，9.7%の患者で発症した。IFXは，2年以上の休薬後に再投与を行った症例では，投与時反応の発現頻度が有意に上昇するので注意が必要である。また，遅発性過敏症にも留意する。

　皮下注射製剤では注射部位に紅斑，搔痒感，疼痛など投与部位反応が発現することがあるが，多くは一過性で，数日で消褪する。生物学的製剤の継続が困難となる症例は少ない。

2. 自己免疫性疾患

　発現頻度は稀で，ほとんどがTNF阻害薬での報告である。血管炎，全身性エリテマトーデス／ループス様症候群が多く，次いで乾癬，間質性肺疾患，抗リン脂質抗体症候群などの報告がある[11)]。

3. 脱髄性疾患

　TNF阻害薬投与下での多発性硬化症や視神経炎などの発現の報告がある。極めて稀で，因果関係も不明だが，脱髄性疾患の既往や合併を有する患者でのTNF阻害薬の使用は避けるべきである。

4. 腸管穿孔

　稀ではあるが，トシリズマブにおいて他の生物学的製剤に比べ高頻度に認められた。同様にIL-6阻害薬であるサリルマブでも海外臨床試験で報告されている。

JAK阻害薬の副作用

I. トファシチニブ

　特定使用成績調査の中間報告2882例における検証では，脂質増加および高脂血症，肝機能障害，胃腸障害が多い[12)]。稀ではあるが重大な副作用として消化管穿孔が挙げられている。多くの薬剤，グレープフルーツ，セイヨウオトギリソウなどとの相互作用があり，併用により血中濃度の変化が生じやすいため注意が必要である。

2. バリシチニブ [13)]

　国内外臨床試験（第Ⅱ相および第Ⅲ相試験）においてLDLコレステロール上昇の発現頻度が高かった（43.2%）。重大な副作用として消化管穿孔，肝障害が挙げられている。なお，因果関係は不明だが，深部静脈血栓塞栓症，肺塞栓症の発現が報告されている。

■ 抗RANKL抗体製剤：デノスマブの副作用

　RA患者を対象とした国内第Ⅲ相臨床試験651例での検証では，慢性胃炎（2.5%），低カルシウム（Ca）血症（2.2%）が多い [14)]。低Ca血症は腎障害患者で生じやすく，本剤開始前に血清補正Ca値とともに腎機能の確認が必要である。低Ca血症予防のため，Ca製剤またはビタミンD製剤の経口補充と定期的な血清補正Ca値のモニタリングを行う。

　重大な副作用として顎骨壊死・顎骨骨髄炎がある。開始前に必要に応じて歯科処置を受けること，開始後も口腔内を清潔に保つことや定期的な歯科検査を受けることを指導する。

　骨粗鬆症を併発している患者では，本剤中止後骨吸収が一過性に亢進し，多発性椎体骨折が現れることがあるので，中止後は骨吸収抑制薬を使用する。患者には，自己判断で本剤を中止しそのまま来院しない，ということがないように説明する。

おわりに

　臨床効果がマイルドな薬剤を，「副作用のない安全な薬」と考えてはいけない。薬剤毎の副作用を理解し，丁寧な診療を行いたい。

5

抗リウマチ薬の有害事象（副作用）とその対策

■ 文 献

1) 川合眞一：サラゾスルファピリジン. 分子リウマチ治療 10: 182-188, 2017
2) 亀田秀人：サラゾスルファピリジン, ブシラミンの使い方と有用性. 臨床リウマチ 27: 302-306, 2015
3) Hoshino J et al: Outcome and treatment of bucillamine-induced nephropathy. Nephron Clin Pract 104: c15-c19, 2006
4) Mimori T, et al: Safety and effectiveness of iguratimod in patients with rheumatoid arthritis: Final report of a 52-week, multicenter postmarketing surveillance study. Mod Rheumatol [Epub ahead of print]
5) 三森経世：抗リウマチ薬. 診断のマニュアルと EBM に基づく治療ガイドライン, 越智隆弘ほか編, 日本リウマチ財団発行, 東京, メジカルビュー社, 2004, pp84-98
6) 副作用への対応. 関節リウマチ治療におけるメトトレキサート (MTX) 診療ガイドライン 2016 年改訂版, 日本リウマチ学会 MTX 診療ガイドライン策定小委員会編, 東京, 羊土社, 2016, pp66-94
7) 岳野光洋, 桑名正隆：レフルノミド. 分子リウマチ治療 10: 189-192, 2017
8) Takeuchi T et al: Post-marketing surveillance of the safety and effectiveness of tacrolimus in 3,267 Japanese patients with rheumatoid arthritis. Mod Rheumatol 24: 8-16, 2014
9) 岩下輝美ほか：ミゾリビンの関節リウマチにおける市販後調査の集計結果－24 週間の使用成績－. 臨床リウマチ 27: 37-44, 2015
10) 山崎隼人, 針谷正祥：生物学的抗リウマチ薬の有害事象. 医学のあゆみ 250: 1017-1021, 2014
11) Ramos-Casals M et al: Autoimmune diseases induced by TNF-targeted therapies. Best Pract Res Clin Rheumatol 22: 847-861, 2008
12) ゼルヤンツ錠, 適正使用情報 Vol.10, －特定使用成績調査(全例調査)の中間報告－. ファイザー株式会社, 2017 年 9 月
13) オルミエント錠, 医薬品インタビューフォーム, 日本イーライリリー株式会社, 2017 年 9 月 (第 3 版)
14) プラリア皮下注, 医薬品インタビューフォーム, 第一三共株式会社, 2017 年 7 月 (第 9 版)

6 抗リウマチ薬の患者指導のポイント

房間 美恵　　黒江 ゆり子　　中原 英子

はじめに

　高い有効性を持つ抗リウマチ薬の開発により，関節リウマチ（RA）患者の治療法は近年，急速に進歩してきた[1]。日本でも，目標達成に向けた治療（Treatment to Target: T2T）の概念の普及により，リウマチ医は厳密な疾患コントロールの必要性について理解するようになっているものの，臨床現場では，十分な治療効果が得られていない患者がいることも報告されている[2]。治療効果を最大限に保つためには，抗リウマチ薬に対するアドヒアランスを維持することが必要である。薬剤の副作用による治療の中断だけでなく，副作用に対する不安や医療者とのコミュニケーション不足により自己中断や減量を行い治療効果が低下する場合もあり，これらの状況を改善して薬剤の治療効果を高め，RA患者のQOLの向上を図るためには，患者指導が必要である[3]。

　薬剤の作用や副作用については他章で詳細な解説があることから，本項では，抗リウマチ薬の効果を最大限に発揮する上で必要なアドヒアランスの維持向上に影響を及ぼす要因を中心に解説を行う。

■ T2Tの理解と実践の重要性

　RAは関節滑膜を病変の主座とする慢性炎症性疾患で，進行すると関節破壊を引き起こし，日常生活動作に支障を来し生活の質が低下する。不可逆性変化である関節破壊を引き起こす前に症状を改善させることが重要で，2010年，欧州リウマチ学会（EULAR）は将来の関節破壊を防止するために，RAの治療目標の達成に向けた厳密な疾患管理を行う治療戦略（Treat to Target: T2T）を論文化し提唱した[4]。その基本的な考え方の中で，寛解を目指した症状のコントロール，関節破壊などの構造変化の抑制，身体機能の正常化，社会活動への参加を通じてQOLを最大限まで改善するのが治療ゴールであると述べられているが，その最初に，医師と患者との共同意思決定の必要性が提唱されている[4,5]。

　T2Tの実践を効果的に行いながら治療目標を達成することで，長期的なQOLの改善がみられ[6]，医療費の削減にもつながる[7]。

多職種協働での患者指導の必要性

　RAの疾患管理における共同意思決定の過程の中で，患者自身が知識を習得し理解することの重要性が述べられており，患者が意思決定のプロセスに参加するためには，疾患活動性の評価や患者教育など，様々な場面で医師以外の医療者の役割は大きい[8]。患者がどのように意思決定に関わっているか，また，どのような情報が提供されたかは，治療目標およびフォローアップに使用される評価とともに，患者のモニタリングに携わるすべての医療者で共有することが必要である[9]。

アドヒアランスの重要性

　"Medicine will not be effective if patients don't follow"（薬は飲まないと効かないでしょう），慢性疾患の長期療法においてアドヒアランスが低下すると，健康状態が悪化するだけでなく医療費も増加するため，WHOはアドヒアランスの重要性を提言している[10]。RAの領域でもT2Tの概念は普及してきたものの，実臨床では約30%の患者でT2Tの実践が行えていないという報告がある[11]。T2Tを進める上で抗リウマチ薬のアドヒアランスの維持向上は必須であるが，システマティックレビューでは，メトトレキサート（MTX）の1年継続率は50〜94%，5年継続率は25〜79%，さらに生物学的製剤の1年継続率は32〜91%と報告されている[12]。患者指導によりアドヒアランスの改善を図るためには，低下する原因をまず理解する必要がある。

　アドヒアランスに影響を及ぼす要因については多くの報告がある。RAを含む免疫関連炎症性疾患のレビューでは，①心理的要因，②医療者と患者との関係，③治療上の懸念，④治療に対する自己効力感や必要性についての信念の低さ，⑤実際的に治療を行う上での阻害要因，の5要因が重要であると報告している[13]。一方，WHOは慢性疾患におけるアドヒアランスに影響を及ぼす要因として，①社会的・経済的要因，②ヘルスケアチーム・システム，③疾患の特性，④治療法，⑤患者関連の要因を挙げている。これ以外の先行研究も含めて，医療者の支援が抗リウマチ薬のアドヒアランスに影響を及ぼす要因として下記の項目が考えられる[14-17]。

1. 身体的要因

　感染症や副作用，合併症により抗リウマチ薬を継続できないという身体状況が原因となる。副作用や合併症による中断をなるべく減らすことができるように，薬剤の作用や副作用の知識，生活指導，感染症発症時の対応についての情報提供と指導が必要である。

2. 心理的要因

　抗リウマチ薬の副作用や，注射手技や痛みなどに対する不安や心配が要因となる場合である。RA患者は病気のどの時期でも様々な不安を抱えており，不安や心配が生じて薬剤を中断する場合がしばしばみられ，心理的な支援が必要となる。心理的支援については後に記載する。

3. 社会的要因

家族や友人，周囲の人々からの支援不足が原因の場合である。

患者は生活者として日々の暮らしを送りながらRAと付き合うことになる。その際に家族が病気や患者の気持ちを理解し支援することが重要であるため，医療者は患者だけでなく家族に対しても病気や薬剤の説明や指導を行う必要がある。また，周囲の人への説明については，病気についての理解を広めるために市民公開講座など社会的な啓蒙活動や，本人が希望する場合は職場に対して就業上必要な配慮について指導するなど，社会生活を送る上で有用な支援が必要である。

4. 治療に対する信念

治療の有効性に対する信頼が低い，あるいは，現在の治療が効果不十分と考えていることが要因となることがある。疾患や治療についての理解が不十分な場合も起こり得るので，まず治療薬について知識の習得は必須である。さらに，治療に対する信念が低い場合や，治療がうまくいっていないと感じる場合は，中断する可能性がある。治療は医師と患者の共同意思決定に基づいて行われるべきであることがT2Tの基本的な考え方の第一番目に明記されているが，患者が治療選択の過程に参画し共同意思決定を行い納得して治療に臨めるように，医療者は患者と信頼関係を築く必要がある。

5. 医療者と患者の関係性

医療者と患者のコミュニケーション不足が要因となる場合が多い。共同意思決定を行う場合，医療者と患者が信頼関係を構築することが必須であり，その際にコミュニケーションを十分行う必要がある。コミュニケーションスキルについては後の項で解説を行う。

6. 経済的要因

抗リウマチ薬の費用が高く，費用的に継続できない場合が原因となる。

経済的な理由から自己中断したり，導入ができない場合がある。経済的要因は制度の問題や個人の経済事情が大きく関連し，医療者の支援だけでは解決が難しい場合が多いが，医療ソーシャルワーカーに社会制度の活用を相談したり，医師と治療法の再検討を行うなど，できる限りの工夫を行う必要がある。

7. 薬剤や処方の要因

薬剤の形状，服薬量・服薬回数の多さ，服薬時間などが原因となる。高齢者や薬剤を多く服用している場合，あるいは仕事中に時間を守って服用できない場合がある。ソーシャルワーカーや薬剤師，看護師，家族などを含め現状を把握し，主治医と相談し調整が必要である。

抗リウマチ薬を適切に使用することで，T2Tの目標である寛解を達成することが可能となってきたが，副作用や合併症，あるいはアドヒアランスの低下により最適な使用ができないことにより薬剤の効果は低下する。そのため，副作用や合併症の予防に役立つ情報提供やアドヒアランスの低下を防ぐための患者指導が必要となる（**図1**）。

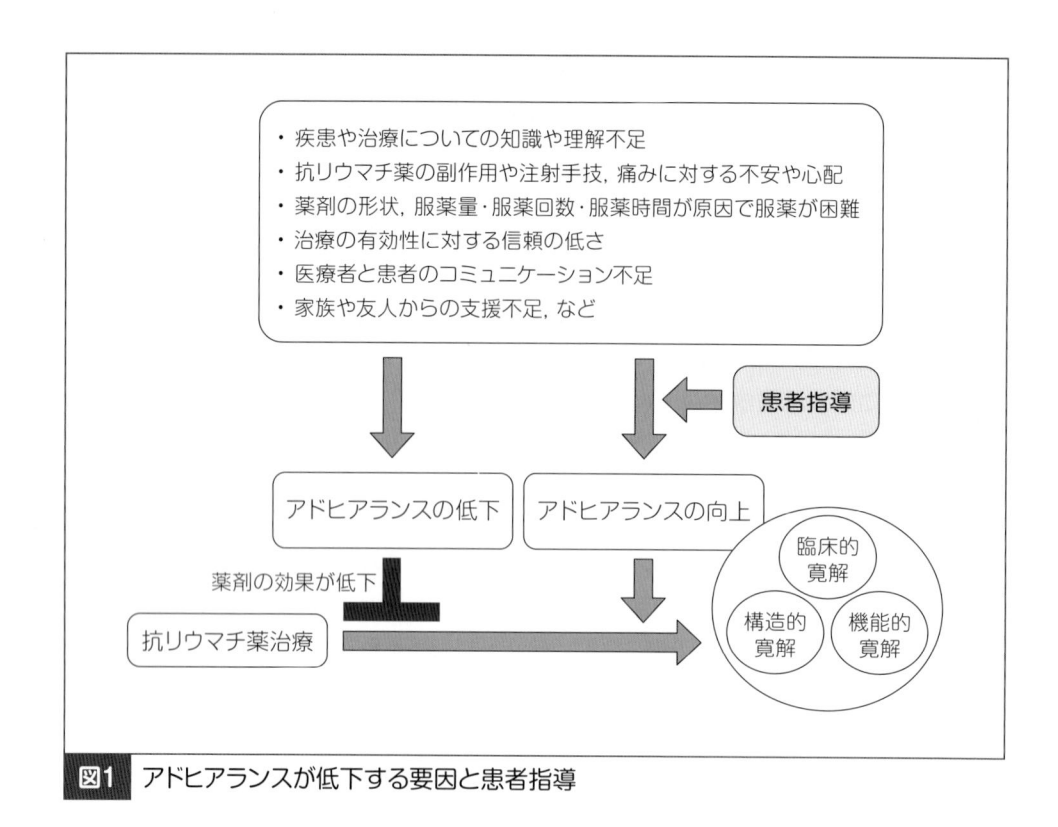

図1 アドヒアランスが低下する要因と患者指導

教育目標の分類

　慢性疾患における患者指導を考える際には，教育目標の分類体系（タキソノミー）に沿って考えることが有用である。この教育目標の分類体系は，1955 年 Bloom らにより示されたもので，達成すべき目標を，認知的領域（知識に関わる領域），情意的領域（感情や信念に関わる領域），精神運動的領域（技術に関わる領域）の3領域に分け，領域毎に単純なものから複雑高度な順に目標の系列を示している[18]。これらの領域は複合的に関連しており，3領域の教育をバランスよく提供することが重要である。

　まず，**認知的領域**については，抗リウマチ薬を使用する際に知っておくべき感染兆候などの副作用，合併症対策，日常生活の注意点など，知識の習得はこの領域に属する。抗リウマチ薬を開始する前に，患者の理解度を確認しながら情報提供を行い，習得できるように支援する。その後，新しい課題が生じても適応でき（応用），さらにそれらの知識を総合的に捉えることができるよう確認しながら指導することが必要となる。

　情意的領域については，感情や価値観の形成，正しい判断力や適応性の発達などが含まれる。ある事項に気づき，その重要性を理解する。そして自身の価値観の中にそれを位置付け，定着させ，態度も伴う過程である。RA と診断され抗リウマチ薬について説明を受け，治療の必要性を理解するものの，副作用の不安もあり薬の使用が受け入れられない場合がある。受け入れようとする段階から始まり，自身の心の中にその必要性を位置付けることが目標となる。さらに，あることに気づき複数の価値を組

織化して体系付けると，個人は価値に従って一貫した行動をとるようになる。

またRA患者の場合，診断時，治療開始時や薬剤を変更したとき，副作用が生じたときなど，生涯にわたって病とともに生活する中で心理的に混乱することも多いため，支援を行う際には患者やその家族の心理面を含めた状況を把握し支援を行う。アドヒアランスを阻む原因である，心理面，治療に対する信念，家族や友人の理解不足，医療者と患者のコミュニケーション不足についてもこの領域に含まれる。

精神運動的領域は，手技や技能を適切に習得することが目標となる。RA患者と家族の場合，皮下注射の手技の過程を思い浮かべるとわかりやすい。まず，指導者の技術を模倣し，指示通り行ってみる段階から始まる。その後，適切な順序で行うことができるようになり，最終的には習慣化するほど技術を習熟することで，目標が達成したこととなる。

生物学的製剤の皮下注射を例に挙げると，生物学的製剤の薬剤についての理解（**認知的領域**）や注射手技の習得（**精神運動的領域**）は必須であるが，さらに痛みや副作用などの不安も受け止めながら注射の必要性を自分なりに捉えること（**情意的領域**）ができなければ，自己中断などアドヒアランスが低下して最適な治療が行えなくなる。したがって患者指導を進める場合，指導者はこの3領域の習得がどのように進んでいくかを確認することが重要となる。

■ 心理面の支援

抗リウマチ薬の副作用や自己注射の手技，注射の痛みに対する不安のため，患者は自己判断で薬剤を中断したり，指示どおりに服用していない場合がある。医療者は患者の心理面に配慮しながら指導を行うが，基本的姿勢についての理解が必要である。話し手（患者）を中心としたアプローチを提唱したロジャース（Rogers CR）は，3つの基本的態度を提唱した。

1. 受容的態度：患者の感じ方に焦点を当てて無条件で肯定的に関心を持つ受容的な態度で話し手に接すること
2. 共感的理解：患者がどう感じ考えているか，できるだけ正確に表面的でなく患者の見方や考え方に沿って理解し，それを相手に伝えること。共感のプロセスとしては，①一度，相手と同じ気持ちになる，②そしてまた，自分の位置に立ち戻る，③「あなたの気持ちはこのように伝わった」ということを相手に伝える。
3. 純粋性（自己一致）：患者との関係で，医療者の自分も心理的に安定し，無理なく自分の言動や態度を受容できる「自己一致」。率直な気持ちと態度で話し手に向き合えていることである。

また，傾聴の姿勢も必要である。傾聴とは，患者が何を考え，自身や周囲の世界をどのように見ているのかを，先入観や自分の価値基準にとらわれずに，患者の言葉に積極的に耳を傾けることであり，傾聴の姿勢を示すことで患者は自分の関心事を率直に話すことができるようになる。これらの基本姿勢を用いた例を**図2**に示す。

さらに話し手を中心とした要素と，あらかじめ設定した方向に向かう目標指向的要

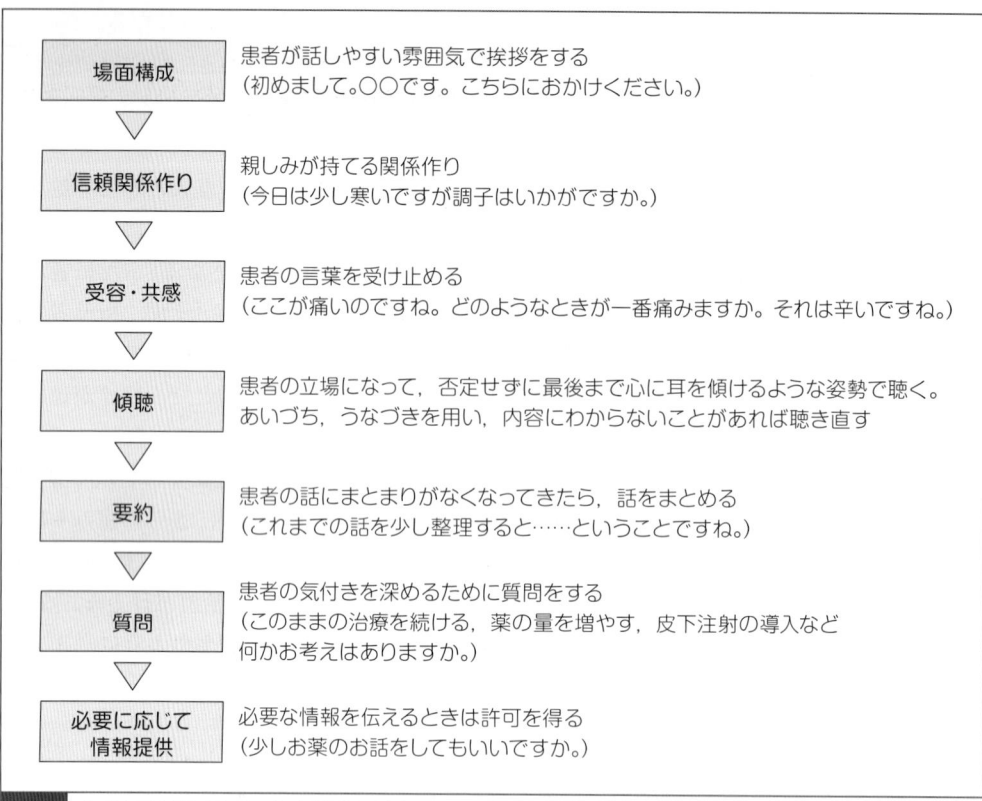

図2 心理面を配慮した患者指導の例

素を併せ持った面接技法として，動機付け面接（motivational interview）がある。動機付け面接は，基本姿勢のOARS（Open question開かれた質問：「はい」「いいえ」で答えられない質問，Affirmation是認：患者の強みや努力への言及，Reflecting聞き返し：患者の言葉をそのまま，医療者の理解した内容で返す，Summarizingサマライズ：患者の話を整理・まとめて返す）を用いながら，"できるかもしれません"，"やってみます"など，目標に向かったチェンジトークを引き出す手法もよく使われる。

医療者-患者間のコミュニケーション

医療者と患者の間の信頼関係を構築することは，抗リウマチ薬治療のアドヒアランスを維持向上するために重要な要素である。信頼関係の構築には，患者の視点を中心としたコミュニケーションが必要であり[19]，コミュニケーションには言語的と非言語的コミュニケーションがある。

言語的コミュニケーションは，言葉を手段として用いるコミュニケーションである。「はい」「いいえ」で答えられるClosed question（閉じられた質問）だけでなく，相手が自分自身の選択で答えられるOpen question（開かれた質問）を用いることで，患者との情報共有を十分行いながら，患者自身が治療に対する意思決定ができるように

支援を行うことができる。

　非言語的コミュニケーションは，言葉以外の態度や行為等を手段として用いるコミュニケーションで，言葉として表現できない思いを，表情，動作，視線などの非言語コミュニケーションで表現し，また感じとることで信頼関係を築くことができる。

　非言語コミュニケーションの一例として「SOLER」がある。これはGerard Eaganが「私はあなたに十分関心を持っている」というメッセージをごく自然に示す身体面の動作を，頭文字をとって「SOLER」と名づけたもので，看護や介護の領域でしばしば用いられる[20]。Sit squarely（まっすぐ向きあう），Open posture（開いた姿勢をとる），Lean towards the other（相手に少し体を傾ける），Eye contact（適度に視線を合わせる），Relaxed（リラックスして話を聴く）で，このような姿勢を示すことによりコミュニケーションを進めることができる。

　実際の現場では，言語的・非言語的コミュニケーションを組み合わせて信頼関係を構築しながら患者指導を進めることになるが，時にはユーモアを交えながらコミュニケーションを行うことで，より良い関係を構築できることも報告されている[19]。また，医療者が患者に対して行う情報提供が多いほど有意に患者満足度が高いこと，コミュニケーションの時間や言葉が多いほど，患者満足度は有意に上昇することが明らかとなっている[21]。

■ 患者指導に必要なその他の事項

　患者自身が抗リウマチ薬の効果を最大限に発揮できるように日常生活の中で適切に自己管理を行うセルフマネジメントと，病勢の変化を理解し，また副作用や感染兆候などを早期発見でき重篤化を防ぐためのセルフモニタリングは必須である。患者には，RAの疾患活動性や副作用を示す症状や，検査値のモニタリングの方法を指導することが必要である。

　また，多岐にわたる患者のニーズに応えるためには，医師だけでなく看護師，薬剤師など専門職と患者がチームとなり，患者指導を行う必要がある。自己管理ができない場合は家族に依頼し，一人暮らしの場合は訪問看護師やヘルパーを含め継続治療ができるようにソーシャルワーカーに調整を依頼する。不安が強い場合は，臨床心理士への相談も含めて精神面での支援も必要となることがある。

　各職種はチームの中で役割分担を行い，情報を共有し治療方針やその評価について，共通の統一した見解を持つことが大切である。リウマチ教室などにおける薬剤の集団指導やリウマチ看護外来での個人指導など，必要に応じて行うような体制作りも重要となる。指導媒体については，対面や資材，Webなどインターネットを用いた方法など可能な媒体を用いて行う。

■ 日常生活についての患者指導のポイント 〜抗リウマチ薬の中断を防ぐために〜

感染症は抗リウマチ薬の中断だけでなく，重篤な症状を引き起こすことがある。ここでは，感染症の予防のための日常生活での患者指導のポイントを述べる。

①**呼吸器感染症**：外出から帰ったときや食事前にはうがいや手洗いを行うように指導する。インフルエンザの流行時などはマスクを着用し，なるべく人ごみを避ける。禁煙の徹底と，インフルエンザや高齢者には肺炎球菌ワクチンの予防接種を推奨する。

②**消化器感染性**：予防としては，手洗いやうがい，タオルはこまめに取り替えて，家族間でタオルを共用しない。食品を十分加熱し，包丁やまな板など調理器具は清潔に保つ。下痢など感染兆候がある場合は脱水にならないよう水分補給し，医療機関に相談する。

③**皮膚感染症**：蜂巣炎や帯状疱疹，白癬などが多い。日常生活での患者指導としては，皮膚は清潔に保つ。足の角質やタコなどは皮膚科医に相談する。爪切りは皮膚を傷つけないように注意し，巻き爪や陥入爪になると炎症が起こることがあるので，皮膚科医に相談する。

④**尿路感染症**：ほとんどが細菌感染で，女性は膀胱炎にかかりやすい。夏場は脱水傾向になりやすく尿量が減るのでこまめに水分補給を行い，また排尿は我慢しないように指導する。外陰部も清潔に保つ

⑤**口腔感染症**：免疫力の低下により，口腔内常在細菌やウイルスによる感染症（口腔内カンジダ症，重症の歯周疾患，口腔ヘルペスなど）が生じる。対策としては，食後の歯磨き，入れ歯は外して就寝，定期的な歯科受診，1日に1回は口の中を観察するような習慣をつける。

患者指導のポイントとしては，受診の遅れが敗血症や重症肺炎など重篤化を招く恐れがあるため，感染兆候があれば予約日まで待つことなくすぐに，主治医や医療機関に受診も含め相談するように説明を行う。特にIL-6阻害薬はCRPや発熱，倦怠感など所見が出にくいため，治療中は些細な症状でも積極的に検査を受けることが必要であるが，発症前からかなりの割合で前駆症状があることが報告されており，少しでも症状があれば積極的に受診を勧める。

おわりに

2015年，EULARは患者教育のためのリコメンデーションを提唱した。患者教育は，計画的な双方向の学習過程であり，患者が自身の生活を管理し，健康で幸せな暮らしができるよう支援することを目的としており，治療の一つとして見なされている。患者と医療者とのコミュニケーションならびに共同意思決定は，効果的な患者教育に必要不可欠である。知識だけでなく，心理面や社会的要因にも目を向けて，抗リウマチ薬の効果が最大限に発揮できるよう，患者指導を行うことが必要である。

■文献

1) Smolen JS et al: Rheumatoid arthritis. Lancet 388: 2023-2038, 2016

2) Kaneko Y et al: Obstacles to the implementation of the treat-to-target strategy for rheumatoid arthritis in clinical practice in Japan. Mod Rheumatol 25: 43-49, 2015

3) Zangi HA et al: EULAR recommendations for patient education for people with inflammatory arthritis. Ann Rheum Dis 74: 954-962, 2015

4) Smolen JS et al: Treating rheumatoid arthritis to target: recommendations of an international task force. Ann Rheum Dis 69: 631-637, 2010

5) 竹内勤：治療戦略の進歩 Treat to Target. 治療学 44: 1081 -1085, 2010

6) de Andrade NPB et al: Long-term outcomes of treat-to-target strategy in established rheumatoid arthritis: a daily practice prospective cohort study. Rheumatol Int 37: 993-997, 2017

7) Barnabe C et al: Healthcare service utilisation costs are reduced when rheumatoid arthritis patients achieve sustained remission. Ann Rheum Dis 72: 1664-1668, 2013

8) de Wit MP et al: Treating rheumatoid arthritis to target: the patient version of the international recommendations. Ann Rheum Dis 70: 891-895, 2011

9) Smolen JS et al: Treating rheumatoid arthritis to target: 2014 update of the recommendations of an international task force. Ann Rheum Dis 75: 3-15, 2016

10) WHO. Adherence to long-term therapies: evidence for action 2003

11) Vermeer M et al: Adherence to a treat-to-target strategy in early rheumatoid arthritis: results of the DREAM remission induction cohort. Arthritis Res Ther 14: R254, 2012

12) Blum MA et al: Measurement and rates of persistence with and adherence to biologics for rheumatoid arthritis: a systematic review. Clin Ther 33: 901-913, 2011

13) Vangeli E et al: A Systematic Review of Factors Associated with Non-Adherence to Treatment for Immune-Mediated Inflammatory Diseases. Adv Ther 32: 983-1028, 2015

14) Marengo MF, Suarez-Almazor ME: Improving treatment adherence in patients with rheumatoid arthritis: what are the options? Int J Clin Rheumtol 10: 345-356, 2015

15) Salt E, Frazier SK: Adherence to disease-modifying antirheumatic drugs in patients with rheumatoid arthritis: a narrative review of the literature. Orthop Nurs 29: 260-275, 2010

16) van den Bemt BJ et al: Medication adherence in patients with rheumatoid arthritis: a critical appraisal of the existing literature. Expert Rev Clin Immunol 8: 337-351, 2012

17) Morgan C et al: The influence of behavioural and psychological factors on medication adherence over time in rheumatoid arthritis patients: a study in the biologics era. Rheumatology (Oxford) 54: 1780-1791, 2015

18) 黒江ゆり子：健康学習支援を中心とした看護の一般的展開. 慢性期看護, 黒江ゆり子編, 第1版, 東京, メヂカルフレンド社, 2017, pp74-113

19) McCabe C: Nurse-patient communication: an exploration of patients' experiences. J Clin Nurs 13: 41-49, 2004

20) Stickley T: From SOLER to SURETY for effective non-verbal communication. Nurse Educ Pract 11: 395-398, 2011

21) Hall JA, Dornan MC: Meta-analysis of satisfaction with medical care: description of research domain and analysis of overall satisfaction levels. Soc Sci Med 27: 637-644, 1988

主な抗リウマチ薬の概要

監修：川合 眞一

		一般名（商品名）	製造販売	剤形・容量
低分子抗リウマチ薬	免疫調整薬	金チオリンゴ酸ナトリウム（シオゾール）	高田製薬	注：10mg・25mg 各1mL
		ペニシラミン（メタルカプターゼ）	大正製薬 大正富山（発売）	カプセル：50mg・100mg
		ロベンザリットニナトリウム（カルフェニール）	中外製薬	錠：40mg・80mg
		オーラノフィン（オーラノフィン「サワイ」）	沢井製薬	錠：3mg
		ブシラミン（リマチル）	あゆみ製薬	錠：50mg・100mg
		アクタリット（オークル／モーバー）	日本新薬／田辺三菱製薬	錠：100mg
		サラゾスルファピリジン（アザルフィジンEN）	ファイザー あゆみ製薬（発売）	腸溶錠：250mg・500mg
		イグラチモド（ケアラム／コルベット）	エーザイ	錠：25mg
	免疫抑制薬	メトトレキサート（リウマトレックス）	ファイザー	カプセル：2mg
		レフルノミド（アラバ）	サノフィ	錠：10mg・20mg・100mg
		ミゾリビン（ブレディニン）	旭化成ファーマ	錠：25mg・50mg OD錠：25mg・50mg
		タクロリムス水和物（プログラフ）	アステラス製薬	カプセル：0.5mg・1mg
	JAK阻害薬	トファシチニブ（ゼルヤンツ）	ファイザー	錠：5mg
		バリシチニブ（オルミエント）	日本イーライリリー	錠：2mg・4mg

用法・用量	特徴
徐々に増量：第1～4週1回10mg，第5～8週1回25mg，第9～12週1回50mg，第13週以後1回50mg，場合により1回100mg筋注	水溶性金製剤
1回100mg，1日1～3回，食間空腹時，1日600mgまで可	安全性の観点から300mg/日以下で使用。重篤な副作用のため他の抗リウマチ薬が無効等の症例に使用。ガイドライン不採用
1回80mg，1日3回	有効性不十分で，安全性の観点からもガイドライン不採用
1回3mg，1日2回（朝・夕食後），1日6mgまで	経口金製剤。有効性不十分で，ガイドライン不採用
1回100mg，1日3回食後，最大1日300mg	ペニシラミンと同様SH基。安全性から200mg/日以下の投与を推奨
1回100mg，1日3回	有効性不十分で，ガイドライン不採用
1回500mg，1日2回，朝・夕食後	わが国の承認用量は海外の半量。ガイドラインで強い推奨
1日1回25mg（朝食後），4週間以上。その後1回25mg，1日2回（朝・夕食後）に増量	25mgより漸増することにより肝障害軽減
1週単位 6mg，1～3回に分割して1～2日以内で投与 増量は1週単位で16mgまで	抗リウマチ薬のアンカードラッグ。5～6日/週の休薬が必須。ガイドラインで強い推奨
初回：1日1回100mg，3日間（ただし初回から維持量も可）維持量：1日1回20mg（維持量は体重，症状により適宜1日1回10mgに減量）	プロドラッグ。半減期が長く，妊娠希望は2年休薬。強力だが間質性肺炎合併では重篤化のおそれあり
1回50mg，1日3回	有効性不十分で，ガイドライン不採用。高用量パルス療法などの試みあり（保険適用外）
1日1回夕食後3mg，高齢者は1日1回夕食後1.5mgより開始し，1日1回3mgまで	わが国発の薬物。T細胞に特異的に作用し，IL-2などのサイトカイン産生を抑制
1回5mg，1日2回 中等度肝障害：1日1回5mg	JAK（1と3）阻害という新規作用機序。強力だが長期安全性情報不十分
1回4mg，1日1回 患者の状態に応じて2mgに減量	JAK（1と2）の阻害薬。強力だが安全性情報は不十分。腎排泄性のため腎障害では減量

参考：各薬剤の添付文書
今日の治療薬 2019 解説と便覧，浦部晶夫ほか編，東京，南江堂，2019

主な抗リウマチ薬の概要のつづき

		一般名（商品名）	製造販売	剤形・容量
生物学的製剤	TNFα阻害薬	インフリキシマブ（レミケード）	田辺三菱製薬	点滴静注用：100mg
		エタネルセプト（エンブレル）	ファイザー 武田薬品工業（販売）	皮下注用：10mg・25mg／バイアル 皮下注シリンジ：25mg 0.5mL，50mg 1mL 皮下注ペン：25mg 0.5mL，50mg 1.0mL
		アダリムマブ（ヒュミラ）	アッヴィ エーザイ（販売）	皮下注用シリンジ：40mg 0.4mL，80mg 0.8mL 皮下注ペン：40mg 0.4mL，80mg 0.8mL
		ゴリムマブ（シンポニー）	ヤンセンファーマ 田辺三菱製薬（発売）	皮下注シリンジ：50mg・100mg
		セルトリズマブ ペゴル（シムジア）	ユーシービージャパン アステラス製薬（発売）	皮下注シリンジ：200mg 皮下注オートクリックス：200mg
	IL-6阻害薬	トシリズマブ（アクテムラ）	中外製薬	点滴静注用：80mg 4mL，200mg 10mL，400mg 20mL 皮下注シリンジ：162mg 0.9mL 皮下注オートインジェクター：162mg 0.9mL
		サリルマブ（ケブザラ）	サノフィ 旭化成ファーマ（発売）	皮下注シリンジ：150mg 1.14mL，200mg 1.14mL 皮下注オートインジェクター：150mg・200mg
	細胞標的薬	アバタセプト（オレンシア）	ブリストル・マイヤーズ スクイブ 小野薬品工業（販売，皮下注シリンジ・オートインジェクター）	点滴静注用：250mg 皮下注シリンジ・オートインジェクター：125mg 1mL
	抗RANKL抗体	デノスマブ（プラリア）	第一三共	皮下注シリンジ：60mg 1mL

用法・用量	特徴
1バイアル10mLで溶解，成人は250mL，25kg未満の小児は50mL，25kg以上の小児は100mLに希釈し，2時間以上かけて点滴静注。 (MTX併用) 1回3mg/kgを点滴静注。初回投与後，2週，6週に投与し，以後8週間隔で投与。6週以降効果不十分または減弱時は段階的に10mg/kg (8週間隔) または6mg/kg (最短4週間隔) まで増量可	キメラ抗体のTNF α阻害製剤。マウス蛋白25%含む。MTXとの併用必須。有効性は高い。複数のバイオシミラー製剤が承認されている
皮下注用バイアルは1mLで溶解 1日1回10～25mgを週2回または1日1回25～50mgを週1回皮下注。ペンまたはシリンジが使われることが多い	TNF α受容体とIgGのFcの融合蛋白。MTX併用は有用だが必須ではない。バイオシミラー製剤が承認されている
2週に1回40mg皮下注 効果不十分例には1回80mgまで増量可	ヒト抗体のTNF α阻害製剤。MTX併用は必須ではないが，非併用で中和抗体陽性率高い
MTX併用時：50mgを4週に1回皮下注。症状により1回100mgに増量可 MTX併用しないとき：100mgを4週に1回皮下注	ヒト抗体。2018年に自己注射承認
初回，2週後，4週後に1回400mg。以後2週間隔で1回200mg皮下注。症状安定後は1回400mgを4週間隔で皮下注	ヒト化抗TNF α抗体PEG製剤
点滴静注：1回8mg/kg，4週間隔 皮下注：1回162mg，2週間隔 効果不十分な場合，1週間隔に短縮可	わが国発の抗IL-6受容体ヒト化抗体。IL-6の作用を阻害
1回200mgを2週間隔で皮下注 状態により1回150mgに減量	抗IL-6受容体ヒト抗体
点滴静注：初回，60kg未満500mg，60～100kg以下750mg，100kg超は1gを点滴静注。その後2，4週に投与し，以後4週間隔で投与 皮下注：週1回125mg	抗原提示細胞とT細胞の共刺激シグナルを阻害してT細胞活性化を抑制
(MTX等の抗炎症作用を有する抗リウマチ薬と併用) 6カ月に1回60mg皮下注，進行が認められる場合は3カ月に1回投与可	骨折防止効果に一貫性があり，皮質骨の骨密度増加効果は従来の薬剤にない特性。関節破壊阻害効果も証明されて抗リウマチ薬として承認されたが，抗炎症効果はない

参考：各薬剤の添付文書
今日の治療薬 2019 解説と便覧，浦部晶夫ほか編，東京，南江堂，2019

主な抗リウマチ薬の相互作用

		一般名（商品名）	製造販売	相互作用
				併用禁忌
低分子抗リウマチ薬	免疫調整薬	金チオリンゴ酸ナトリウム（シオゾール）	高田製薬	D-ペニシラミン（血液障害）
		ペニシラミン（メタルカプターゼ）	大正製薬 大正富山（発売）	金剤（重篤な血液障害のおそれ）
		ロベンザリットニナトリウム（カルフェニール）	中外製薬	
		オーラノフィン（オーラノフィン「サワイ」）	沢井製薬	
		ブシラミン（リマチル）	あゆみ製薬	
		アクタリット（オークル／モーバー）	日本新薬／ 田辺三菱製薬	
		サラゾスルファピリジン（アザルフィジンEN）	ファイザー あゆみ製薬（発売）	
		イグラチモド（ケアラム／コルベット）	エーザイ	ワルファリン（ワルファリンの作用が増強され，重篤な出血を来した症例の報告）
	免疫抑制薬	メトトレキサート（リウマトレックス）	ファイザー	
		レフルノミド（アラバ）	サノフィ	
		ミゾリビン（ブレディニン）	旭化成ファーマ	生ワクチン（ワクチン由来の感染を増強または持続させるおそれ）
		タクロリムス水和物（プログラフ）	アステラス製薬	生ワクチン（類薬による免疫抑制下で生ワクチン接種により発症したとの報告），シクロスポリン（シクロスポリンの血中濃度が上昇し副作用が増強されたとの報告），ボセンタン（ボセンタンの血中濃度が上昇しボセンタンの副作用が発現する可能性，本剤の血中濃度が変動する可能性），カリウム保持性利尿薬（高カリウム血症の発現）
	JAK阻害薬	トファシチニブ（ゼルヤンツ）	ファイザー	**抗リウマチ生物学的製剤および他の強力な免疫抑制薬との併用について安全性および有効性は確立していないので併用は避ける
		バリシチニブ（オルミエント）	日本イーライリリー	**抗リウマチ生物学的製剤および他のJAK阻害薬との併用について安全性および有効性は確立していないので併用は避ける

＊＊：添付文書には禁忌とはされていないが，併用は避ける旨の記載があるか，ガイドライン等で併用が推奨されていない。

相互作用
併用注意
免疫抑制薬（血液障害）
免疫抑制剤（副作用が増強するおそれ），経口鉄剤・マグネシウムまたはアルミニウムを含有する制酸剤・亜鉛を含有する経口剤（本剤の効果を減弱するおそれ）
他剤（本剤または併用薬剤の作用が増強されるおそれ）
免疫抑制剤（血液障害が増強されるおそれ），D-ペニシラミン（類薬：注射金剤で副作用の発現が増加），ワルファリン（動物実験で本剤の急性毒性増強），フェニトイン（海外でフェニトインの血中濃度が増加）
SU剤（低血糖を発症するおそれ），クマリン系抗凝血剤（併用薬の血中濃度上昇によりプロトロンビン時間が延長するおそれ），葉酸（葉酸欠乏症を起こすおそれ），ジゴキシン（ジゴキシンの吸収が低下するおそれ），アザチオプリン・メルカプトプリン（骨髄抑制のおそれ）
NSAIDs（胃腸障害の発現率の増加），シメチジン（本剤の血漿中濃度が上昇し，副作用が増加するおそれ），フェノバルビタール（本剤の血漿中濃度が低下するおそれ）
NSAIDs・スルホンアミド系薬剤・テトラサイクリン・クロラムフェニコール・フェニトイン・バルビツール酸誘導体・ST合剤・ペニシリン・プロベネシド・シプロフロキサシン・レフルノミド・プロトンポンプ阻害薬（本剤の副作用が増強），ポルフィマーナトリウム（光線過敏症を起こす）
ワルファリン（プロトロンビン時間が延長），コレスチラミン・薬用炭（本剤の作用を減弱），免疫抑制剤：副腎皮質ホルモン等（免疫抑制作用が増強，感染症を誘発する可能性），抗リウマチ薬：MTX等（骨髄抑制，肝障害の副作用が増強される可能性），リファンピシン（A771726のCmaxが上昇したとの海外報告）
不活化ワクチン（ワクチンの効果が得られないおそれ）
抗生物質・アゾール系抗真菌剤・カルシウム拮抗剤・HIVプロテアーゼ阻害剤・その他の薬剤（ブロモクリプチン，ダナゾール，エチニルエストラジオール，オメプラゾール，ランソプラゾール，トフィソパム，アミオダロン）・グレープフルーツジュース（本剤の血中濃度が上昇し腎障害等の副作用が発現），テラプレビル（テラプレビル750mg1日3回8日間服用後本剤を併用したとき本剤のAUCが70倍に上昇したとの報告），グラゾプレビル（本剤の血中濃度が上昇し腎障害等の副作用が発現），オムビタスビル・パリタプレビル・リトナビル（オムビタスビル・パリタプレビル・リトナビル1日1回服用後本剤を併用したとき本剤のAUCが86倍に上昇したとの報告），抗てんかん剤（カルバマゼピン，フェノバルビタール，フェニトイン）・抗生物質（リファンピシン，リファブチン）（本剤の血中濃度が低下し拒絶反応出現の可能性），セイヨウオトギリソウ含有食品（本剤の代謝が促進され血中濃度が低下するおそれ），腎毒性のある薬剤（腎障害が発現），不活化ワクチン（ワクチンの効果を減弱），免疫抑制作用を有する薬剤（過度の免疫抑制），エプレレノン（血清カリウム値が上昇する可能性）
CYP3A4阻害薬・グレープフルーツ・フルコナゾール（本剤の曝露量が増加するおそれ，血中濃度が上昇する可能性），CYP3A4誘導薬・セイヨウオトギリソウ含有食品（本剤の曝露量が減少するおそれ，血漿中濃度が低下，効果の減弱の可能性）
プロベネシド（本剤の血中濃度が上昇する可能性）

参考：各薬剤の添付文書

今日の治療薬2019 解説と便覧，浦部晶夫ほか編，東京，南江堂，2019

主な抗リウマチ薬の相互作用のつづき

		一般名（商品名）	製造販売	相互作用	
					併用禁忌
生物学的製剤	TNFα阻害薬	インフリキシマブ（レミケード）	田辺三菱製薬		*アバタセプト（遺伝子組換え）との併用は行わないこと **他の抗リウマチ生物学的製剤およびJAK阻害薬との併用について安全性および有効性は確立していないので併用は避ける
		エタネルセプト（エンブレル）	ファイザー 武田薬品工業（販売）		*アバタセプト（遺伝子組換え）との併用は行わないこと **他の抗リウマチ生物学的製剤およびJAK阻害薬との併用について安全性および有効性は確立していないので併用は避ける
		アダリムマブ（ヒュミラ）	アッヴィ エーザイ（販売）		*アバタセプト（遺伝子組換え）との併用は行わないこと **他の抗リウマチ生物学的製剤およびJAK阻害薬との併用について安全性および有効性は確立していないので併用は避ける
		ゴリムマブ（シンポニー）	ヤンセンファーマ 田辺三菱製薬（発売）		*アバタセプト（遺伝子組換え）との併用は行わないこと **他の抗リウマチ生物学的製剤およびJAK阻害薬との併用について安全性および有効性は確立していないので併用は避ける
		セルトリズマブ ペゴル（シムジア）	ユーシービージャパン アステラス製薬（発売）		*アバタセプト（遺伝子組換え）との併用は行わないこと **他の抗リウマチ生物学的製剤およびJAK阻害薬との併用について安全性および有効性は確立していないので併用は避ける
	IL-6阻害薬	トシリズマブ（アクテムラ）	中外製薬		**他の抗リウマチ生物学的製剤およびJAK阻害薬との併用について安全性および有効性は確立していないので併用は避ける
		サリルマブ（ケブザラ）	サノフィ 旭化成ファーマ（発売）		**他の抗リウマチ生物学的製剤およびJAK阻害薬との併用について安全性および有効性は確立していないので併用は避ける
	細胞標的薬	アバタセプト（オレンシア）	ブリストル・マイヤーズスクイブ 小野薬品工業（販売，皮下注シリンジ・オートインジェクター）		*抗TNF製剤との併用は行わないこと **他の抗リウマチ生物学的製剤およびJAK阻害薬との併用について安全性および有効性は確立していないので併用は避ける
	抗RANKL抗体	デノスマブ（プラリア）	第一三共		

＊：重要な基本的注意より
＊＊：添付文書には禁忌とはされていないが，併用は避ける旨の記載があるか，ガイドライン等で併用が推奨されていない。
†：監修注

相互作用
併用注意
サラゾスルファピリジン (白血球数が有意に減少したとの報告)
メトトレキサート (本剤のクリアランスが低下するおそれ) (ただし，臨床では併用によりクリアランスが低下することは有用であるため，むしろ推奨されている[†])
*肝障害を起こす可能性のある薬剤と併用する場合，トランスアミラーゼ値上昇に注意する。異常が認められた場合には投与を中止する
CYP3A4基質：経口避妊薬，シンバスタチン，ミダゾラム (CYP3A4基質の薬剤の血中濃度が減少するおそれ) *肝障害を起こす可能性のある薬剤と併用する場合，トランスアミラーゼ値上昇に注意する。異常が認められた場合には投与を中止する

参考：各薬剤の添付文書
今日の治療薬 2019 解説と便覧，浦部晶夫ほか編，東京，南江堂，2019

索引

実臨床に活かす

抗リウマチ薬ガイドブック

だから，これを選ぶ，こう使う

2019 年 4 月 10 日　第 1 版第 1 刷発行

編　集　佐野　統

副編集　東　直人

発行者　有限会社フジメディカル出版

　　　　代表取締役　宮定久男

　　　　大阪市北区同心 2-4-17 サンワビル 〒530-0035

　　　　TEL 06-6351-0899 / FAX 06-6242-4480

印刷所　奥村印刷株式会社

©Hajime Sano, printed in Japan 2019

ISBN978-4-86270-171-8

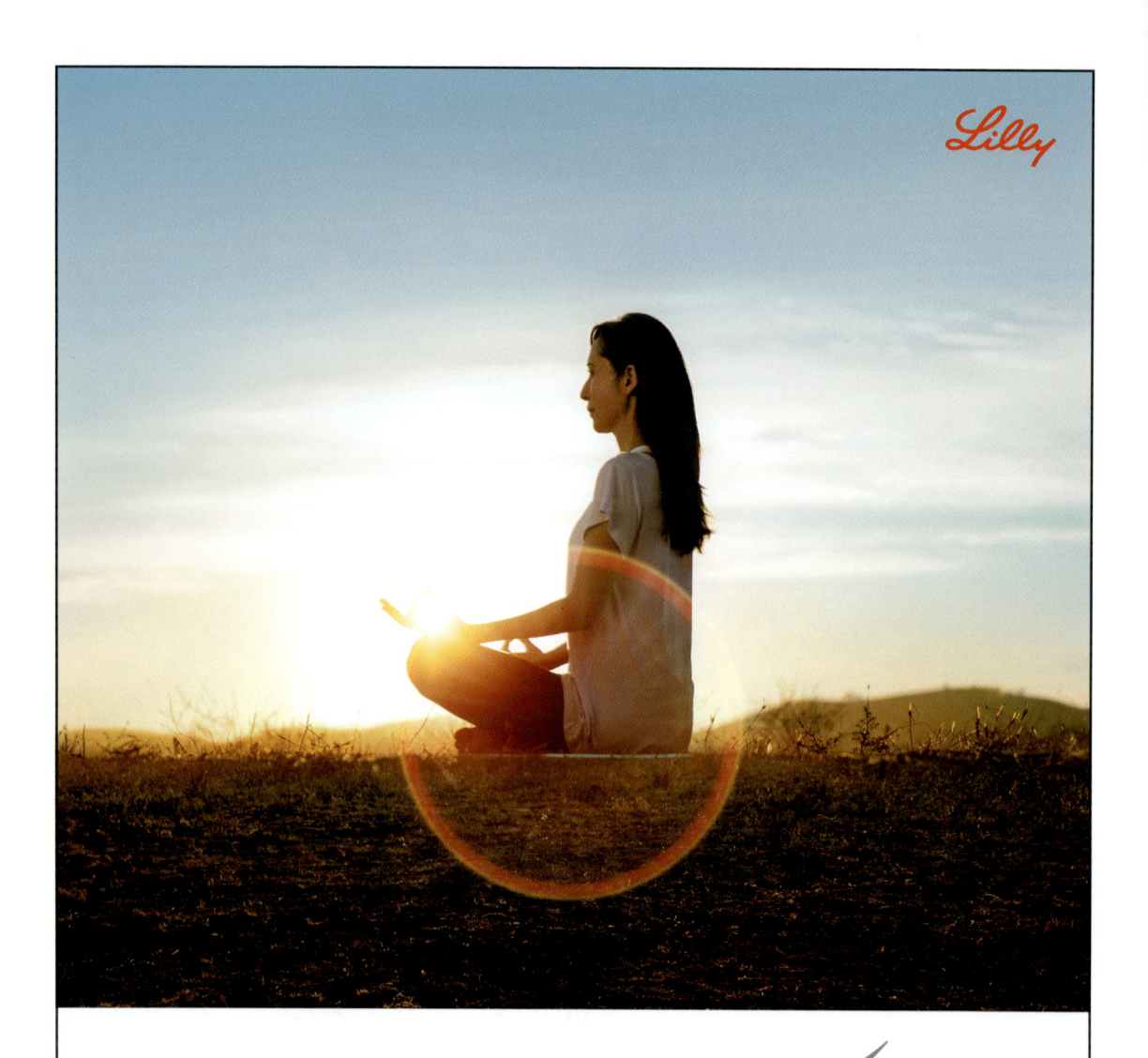

ヤヌスキナーゼ（JAK）阻害剤　薬価基準収載

オルミエント®錠 4mg 2mg

olumiant®(baricitinib) tablets　バリシチニブ錠

劇薬・処方箋医薬品　注意－医師等の処方箋により使用すること

「効能・効果」、「用法・用量」、「警告・禁忌を含む使用上の注意」等
については添付文書をご参照ください。

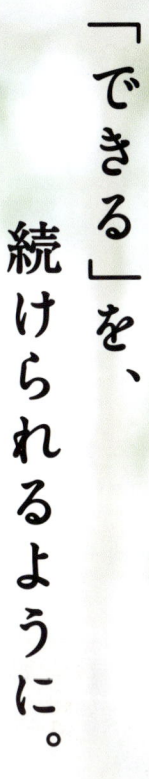

「できる」を、
続けられるように。

たとえば、家族のために、
毎朝お弁当をつくる。
「関節リウマチ」であっても、
そんな何げない動作を、
笑顔で続けられるように。

ブリストル・マイヤーズ スクイブと
小野薬品は、
関節リウマチの患者さんが
あたりまえの日常生活を
いつまでも送れるよう、
関節リウマチの治療に
貢献していきます。

Better Futures
for RA Patients

 ブリストル・マイヤーズ スクイブ 株式会社

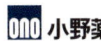 小野薬品工業株式会社

2018年4月作成

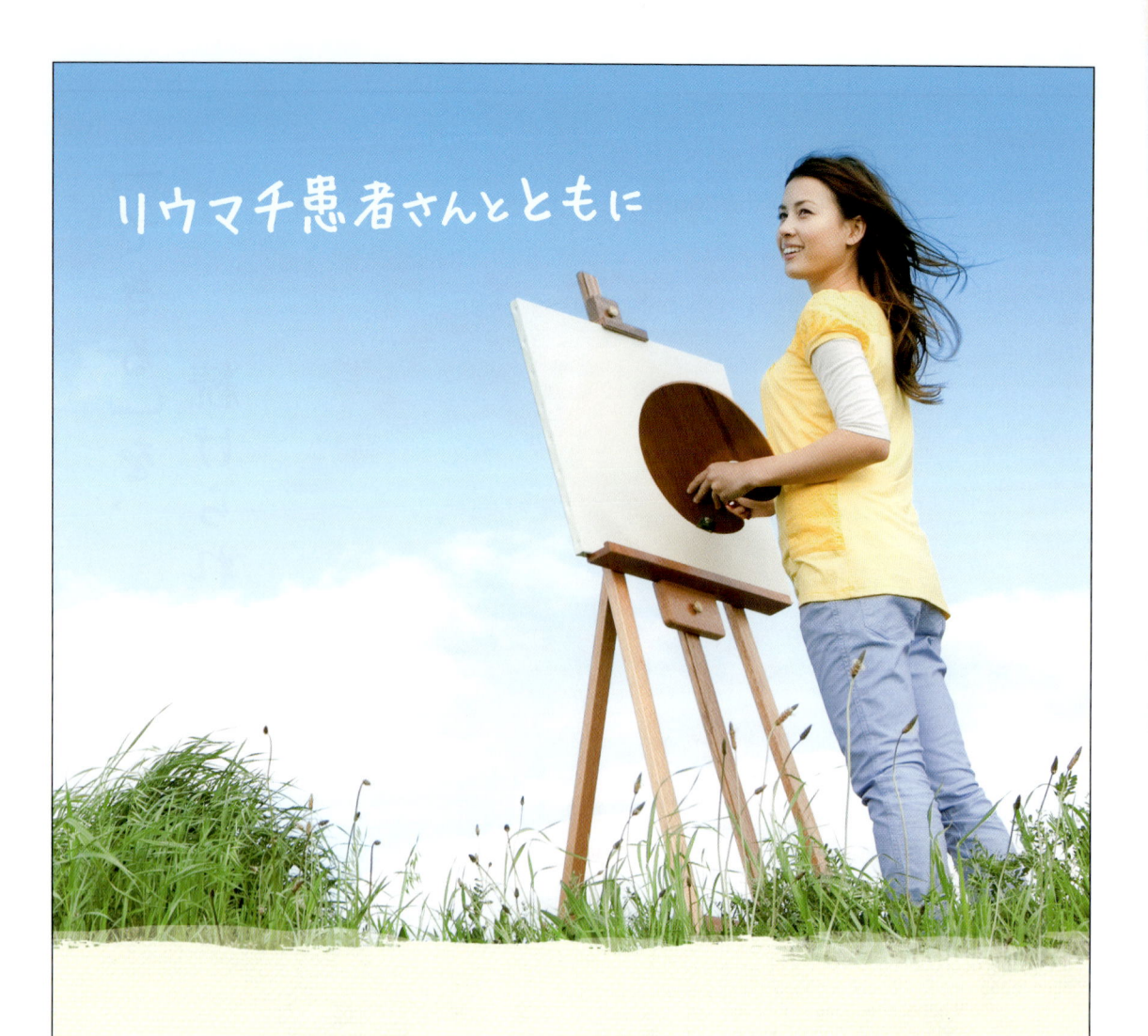
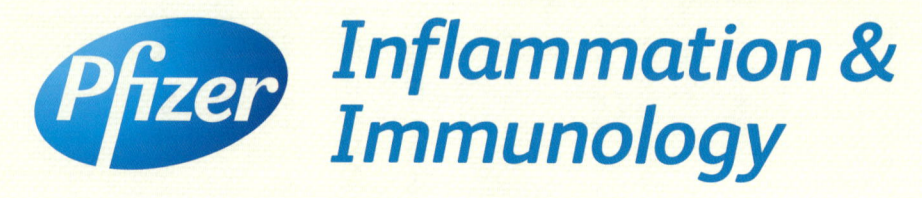

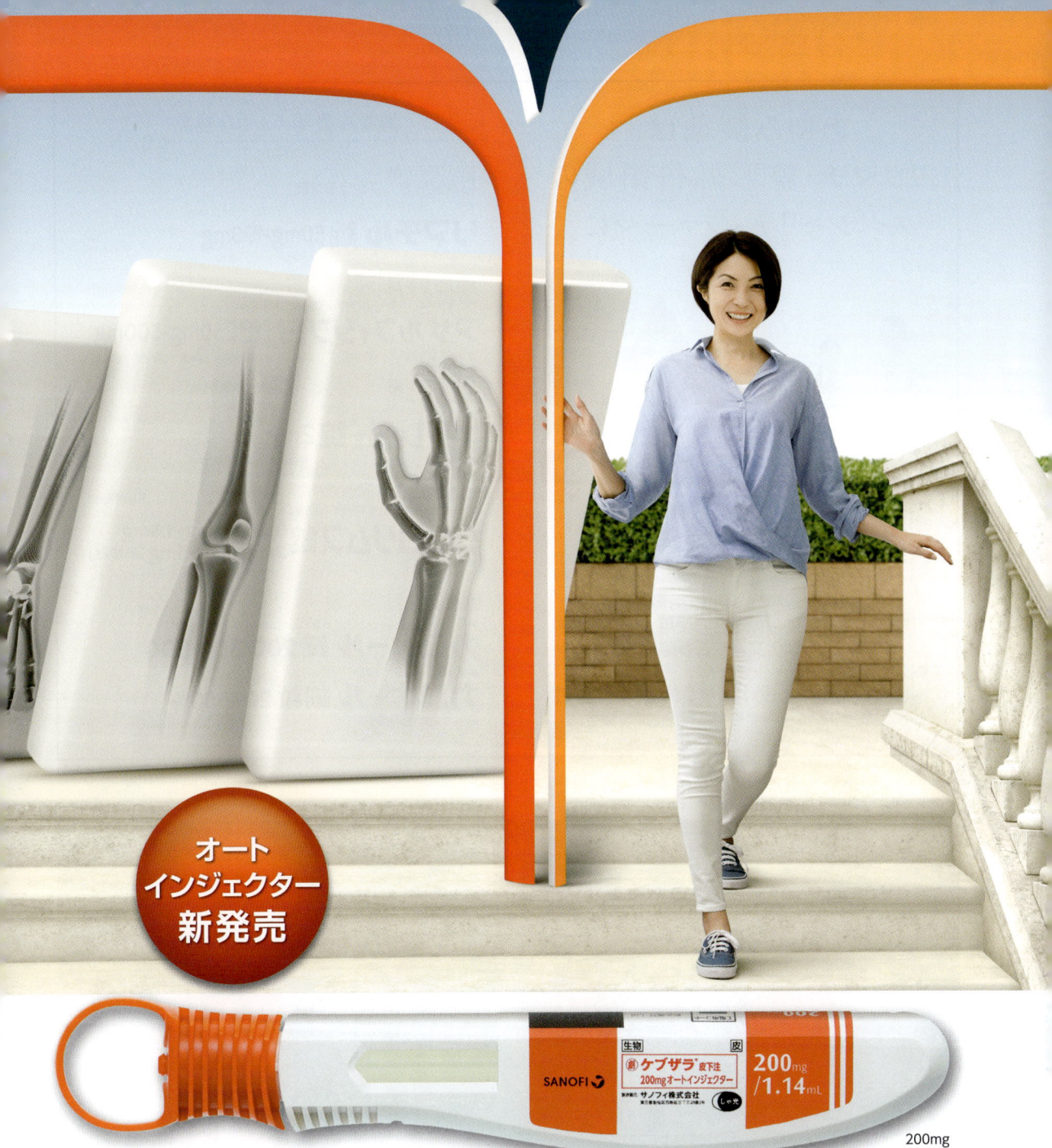

オート
インジェクター
新発売

200mg

ヒト型抗ヒトIL-6受容体モノクローナル抗体

薬価基準収載

ケブザラ® 皮下注 150mg・200mg シリンジ
皮下注 150mg・200mg オートインジェクター

KEVZARA® サリルマブ（遺伝子組換え）製剤

生物由来製品 劇薬 処方箋医薬品（注意−医師等の処方箋により使用すること）

★「効能又は効果」「用法及び用量」「警告、禁忌を含む使用上の注意」等につきましては、添付文書をご参照ください。

発 売 元 （資料請求先）	旭化成ファーマ株式会社	製造販売元：	サノフィ株式会社

〒100-0006
東京都千代田区有楽町一丁目1番2号

Asahi**KASEI**

〒163-1488
東京都新宿区西新宿三丁目20番2号

SANOFI GENZYME

ケブザラ専用ダイヤル ☎0120-764-221
（9:00〜17:45/土日祝・休業日を除く）
自己投与に関するお問い合わせ/24時間受付

2018年12月作成

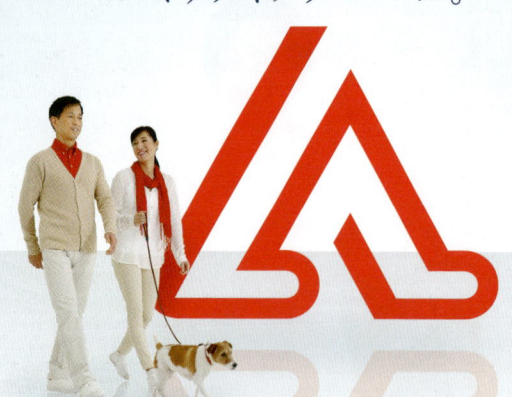

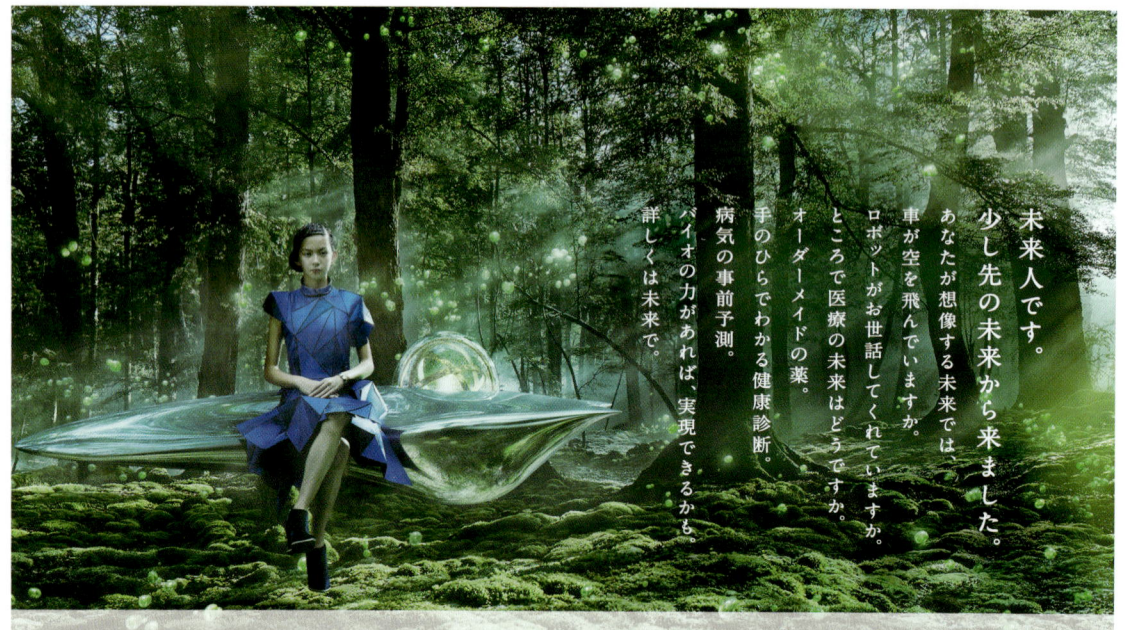

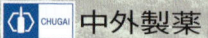

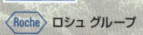

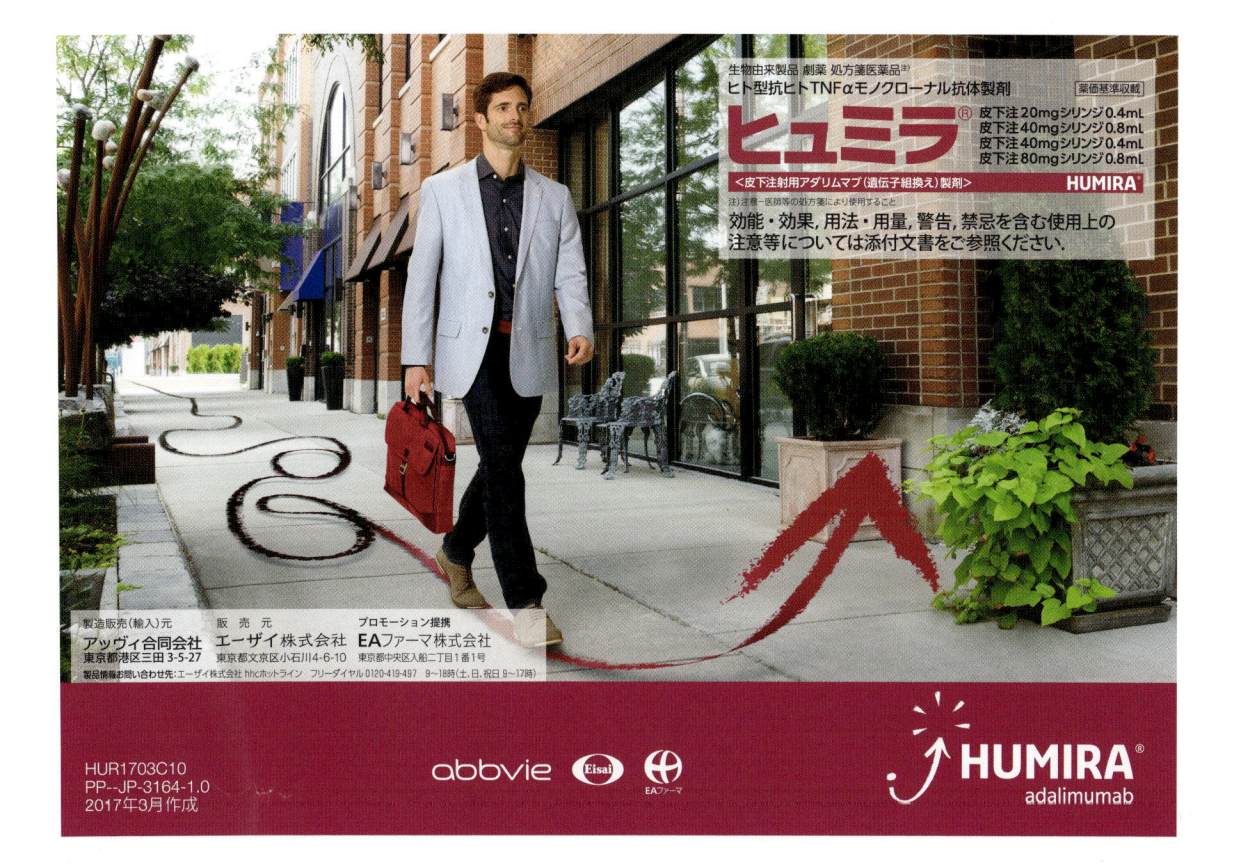

生物由来製品 劇薬 処方箋医薬品(注)

ヒト型抗ヒトTNFαモノクローナル抗体製剤

薬価基準収載

ヒュミラ®

皮下注20mgシリンジ0.4mL
皮下注40mgシリンジ0.8mL
皮下注40mgシリンジ0.4mL
皮下注80mgシリンジ0.8mL

HUMIRA®

＜皮下注射用アダリムマブ(遺伝子組換え)製剤＞

(注)注意－医師等の処方箋により使用すること

効能・効果、用法・用量、警告、禁忌を含む使用上の
注意等については添付文書をご参照ください.

製造販売(輸入)元
アッヴィ合同会社
東京都港区三田3-5-27

販 売 元
エーザイ株式会社
東京都文京区小石川4-6-10

プロモーション提携
EAファーマ株式会社
東京都中央区入船二丁目1番1号

製品情報お問い合わせ先：エーザイ株式会社 hhcホットライン フリーダイヤル0120-419-497 9～18時(土.日.祝日 9～17時)